痛い在宅医

長尾和宏

はじめに　専門医は「断片」をみて、在宅医は「物語」をみる

「有名な病院で診てもらったのに、どうしてこんなことになったのだろう」

そう嘆く患者さんやそのご家族が、私のところに文句を言いにやってくる。

テレビや雑誌で人気の病院や、カリスマ名医と言われる人を探し出して門を叩いたものの、期待を大きく裏切られて、患者さんも家族も落胆。

「あの病院、あの医者に騙された！」と言って、町医者である私のところに戻ってくる患者さんが少なくない。

「でもそれは、間違った医者のかかり方をしたあなたにも責任があるんだよ」と言いたいのをグッとこらえる。その後の患者さんの人生という物語にどう寄り添うのかが、町医者の腕の見せどころであるからだ。

専門医と町医者の違いは、「断片」と「物語」という言葉に置き換えることが

できるかもしれない。専門医は「断片」をみる医者と言える。臓器別縦割りになっている現代医療は、人間を「断片」に分けて分析して、それぞれのパーツを治そうとする。しかしいくら断片だけを集めてもわからないことがたくさんある。当たり前だ。患者さんは断片でなく一個の人間であり、「物語」の中に生きているからだ。

一方、町医者や私のような在宅医は、主に「物語」をみる。人生の最終段階の医療、特に国民病である「がん」の終末期医療に求められるのは「物語」を見る総合力である。

病院から家に帰ってきてたった三日、いや一日でお看取りとなるケースも時にある。たとえ一期一会のような形であっても在宅医療である。どんなに短い時間であっても、しっかりとその患者さんの「物語」を全力で受け止めることで、患者さんが亡くなったあとも永く、家族に寄り添うことができる。

それができるかどうかが、町医者や在宅医の力量であると言ってもいい。

その途中に、「平穏死」がある。

「死」は決してゴールではなく人生という物語の中の通過点に過ぎない。

我が国は今、多死社会に対応すべく、在宅医療推進に大きく舵を切っている。六割以上の国民の「住み慣れた自宅で最期を迎えたい」という希望を叶えるためでもある。しかし、在宅医療の質はどうかと聞かれたら、少し言葉に詰まる。当初は質より量であるのは仕方がなかったかもしれない。介護保険制度ができて早、十八年目。ベテランであっても「物語」をみることができない在宅医も、残念ながらいる。当然、残されたご家族には大きな不満が残る。

そうした不満やクレームは、私の元にも集まってくる。「在宅を推進している長尾に責任がある！」というようなことを言われる。「お前が書いてきた平穏死本を読んだが、現実は全然違った！」「美談本に騙された。どうしてくれる⁉」といった内容の手紙やメールも届く。

会ったこともない患者さんやご家族に、どうして私が謝るのか？

正直、そう思うときもある。

医療とはいつだって不確実性の中にある。また患者さんとの共同作業でもある。しかしそれが理解できない患者さんやご家族も少なくない。遠くの長女や長男が愛情とエゴイズムを勘違いして、「親の平穏死」を邪魔しに帰ってくる。「自分が犯人であること」にまったく気がついていない。もちろん、夫婦の場合であってもしかりだ。そもそも多くの日本人は、まだ「平穏死」という言葉を知らない。本をたくさん書いたくらいで、医者と患者さんの関係性が良くなるなんて思っていない。終末期の医療は簡単ではなく、不確実な部分が大きい。だからこそ、みんなで何度も話し合うことで納得医療、満足医療となる。話し合いと緩和ケアのスキルこそが終末期医療の本質ではないのか――。でもこんな考えを述べると、「それは医者の勝手な逃げだ」という声が聞こえてくる。

本書を出版するにあたって私のテーマはただ一つ。それは、逃げないこと。

今回、私の数ある著書の中で一番波紋を呼ぶに違いない作品となった。同じ在宅医仲間から批判の矢が飛んでくることも覚悟している。しかし、国民から見ればまだ半信半疑の在宅医療、在宅看取り。だからこそ現実の世界を描き、しっかり膿を出すことで良い医療に変わるのではないか。それはジャーナリストでも政治家でもなく、現場にいる町医者の仕事ではないのか。そして在宅医療の質を高めるのは、市民が本書のようなドキュメンタリー本で知識量を増やす作業が必要ではないのか。

在宅医療とはナラティブ・ベースト・メディシン（NBM）、つまり物語医療である、という強い想いがある。


本書は、ある患者と家族の物語であるとともに、ある医者の物語でもある。

そして、それぞれの「痛み」の物語だ。誰がどのように「痛い」のか。

これを書きあげた私も、今、ひどく心が痛い。

この痛みに耐え抜いて、私が最後までこの物語から逃げなかったかどうかは……読者のみなさまの目でご判断いただければ、幸いである。

長尾和宏

目次

＊本書は事実に基づいて構成しておりますが、一部の団体名、登場人物は仮名としております。ご了承ください。

井上トモミ（仮名）による、父親の退院から自宅療養、死までの記録。

●4月25日前後

D在宅クリニックに初めて問い合わせの電話をした。末期がんの患者の訪問診療はしているのかどうかを確認。これまで受診していたC在宅クリニックの酒森先生（全国的に有名な、ベテラン緩和ケア医）ではなく、フットワークの軽さを重視して、ある意味ギャンブルで家から近いそちらに連絡をしたと伝える。すると「院長の河田医師は十年あまり訪問診療に携わっていて、肺がん患者も診ています」との回答。安心する。5月3日以外は面接対応していただけるとのこと。

追記＊しかし、実際は父の退院は5月9日にセッティングされた。

●5月9日（火）（診察、ケア会議含め35分）

午前、父、A総合病院から三週間ぶりに退院する。

午後、D在宅クリニック院長の河田医師が訪問看護センターの梅原看護師と共に来宅される。いくつか、父に質問。私が代わりに答えると、父本人と話をしたいと私に伝え、父の目を見ながら様子を確認。その後、私と面談。A総合病院から処方されたクスリのことを尋ねられる。また、同病院の主治医からどんな話があったかを聞かれる。

――いつでも病院に帰ってきてよいと言われました。

河田医師「余命については？」

――主治医からは聞いていないですが、がん相談支援センターの方には、数日かもしれないし、週単位で考えてと言われました。

＊実際、入院中にA総合病院の主治医と家族が本人の病状について話をする機会はなく、入院当初に気管分岐下のリンパ節の増大があるとだけ言われたのみ。その後は、がん相談支援センターの方2名と、看護師さん数名とだけ話をしている。

河田医師「何か心配事は？」

――5月7日に下痢をした後は、便が出ていないことです。

河田医師「どんな薬が出てます？」

――錠剤が出ていますが、大き過ぎて飲めません。

河田医師「座薬と浣腸を出しておきます。あと、聞きたいことは？」

——モルヒネですが、おなかから（皮下）点滴を入れるということ（＊編集部註：PCAポンプのこと）は在宅でできますか。オプソをもらっていますが、飲めなくなったときはどうすればよいですか。

河田医師「座薬を出しておきましょう。では、ボタンを押すと薬剤がでる機械がありますので注文しておきます」

——お願いします！　飲むのも苦しそうなので。すぐにでも。

河田医師「あとは何か聞きたいことはありますか」

——聞きたいことですか……。今は、便秘と、麻薬のことくらいです。

河田医師「何かあったら呼んでくださいね。**次の訪問は、十日後**の金曜日になります」

追記＊ここで、次の訪問が10日後ということだったので、父はすぐに死ぬことはないのだと安心する。苦しませたくないため、PCAポンプが早く来てくれることを望む。

●5月10日（水）

父、呼吸が苦しそう。午前、梅原看護師さん来られる。酸素マスクを希望する。自身の看護ステーションには大容量のマスクしかないということで先生に問い合わせてくれた。機転を利かせた看護師さん、カニューレ（酸素を入れるための管）を口に咥えることを提案。本人はそれで呼吸が楽になったとしばらく安心していた。鼻から吸うことが相当つらいらしい。そして束の間、楽になったもののカニューレでは呼吸困難を解消できていなかった。酸素濃度に合ったマスクを注文。看護師さん、私が記録していたクスリと尿の回数などのメモを写真に撮っていく。相変わらず血中酸素量が測りづらいが、95くらい。血圧は低下しているとのこと。看護師さんが帰ってから、父、とても苦しがり、服を脱がせてくれと言う。服やタオル等が体にかかっていると苦しいと言う。窓を開けて風を入れると、少し呼吸が楽になるような感じもあるが、すぐに息切れ。「生きるか、死ぬか、生きるか、死ぬか」と唱えている。モルヒネを飲むと死ぬと思い込んでいるようで、なかなか飲まない。水は少しずつ、ちょこちょこ飲むが一口一口、飲むたびに苦しそう。口呼吸のために口の中が乾くようだ。つらい一日。

午後5時くらいに父の妹がお見舞いに来る。父の部屋に泊まってくれると申し出があった。「大変だよ、夜中に数時間おきに水とオシッコだよ」と断るが、最後くらいやらせてほしいと言われる。今日は寝られると正直ほっとする。とても助かった。

夜は気になって父の声がするたび部屋をのぞく。叔母が頑張ってくれていた。

●5月11日（木）

この日は看護師の訪問はなし。相変わらずカニューレを吸いながらハアハアとしているが、夫が出勤の時は手を挙げて「いってらっしゃい」と挨拶をする。喉が渇けば「水ーっ！」と声がかかる。苦しいのかベッドの背を上下に動かしてほしいと、手で頻繁に指示がある。昨日から泊まってくれていた叔母も一緒に手伝ってくれる。

妹が姪を連れて見舞いに来る。これが最後になるだろうと小学校を休ませてきた。姪が父の部屋で一言二言話をしている。叔母と妹も代わる代わる父の部屋へ。私以外の家族がいると父も安心するのかも。午後3時30分、叔母と妹たちが帰宅。

父の呼吸が苦しそうな時間がないわけではないが、今日は穏やかな時もあり、みんなが帰った後も二人でちょっとした会話ができた。「この窓から見える大きな木はママが気に入ってたよ」と伝えると「いいね」。急に「さすがトモミだ。この部屋のサイズはちょうどいい」と言う。長らく画材販売やデザイン・設計関係の仕事をしてきたからか、介護のために引っ越しをしたこの部屋に何か思うところがあったようだ。

●5月12日（金）

午前8時30分　苦しそうにしている父のベッドをのぞいた夫が「つらいなあ」と声をかける。父は夫の目を見て深く頷く。行ってらっしゃいとでもいうように、手を一回振る。

午前10時15分　看護師さんが来る。10日に来た梅原看護師とは別の若い女性二人。父はずっと苦しそうだ。**相変わらず服を脱いで、おむつ一枚で、タオルもかけずに苦しんでいる。**

看護師さんは父に、「服着てください」と声をかけている。「足も冷たいから何かかけてください」と私に言うので、「上にかけると苦しいようです。服が苦しいみたいです」と伝えると、困った顔をされる。今日の看護師さんに、クスリと尿の記録を見せたが、写真に撮らない。明日からの土日はチェックを入れて管理するようにと、記録表を一枚もらう。父本人は、その傍らで**「殺してくれ！」**と叫んでいる。

便が出ていない旨を伝えると、「おなかも動いているし、これだけ苦しんでいるのに、浣腸はかわいそう」と言うので浣腸はしないことにした。私もそう思う。
看護師さん、帰宅。

水が飲みにくくなる。インターネットで、氷を口に含ませるとよいとあり、「氷なめる？」と聞くと深く頷く。氷とアイスクリームを買い、一口ずつ食べさせる。そのたびに「うまい」の一言。

その後、父、苦しみ悶《もだ》えながら、**「お迎えを呼んでくれ」**と何度も言う。そのたびに、「まだ来ないよ」と伝えていた。しかしこの父の言葉は、「あの世からのお迎え」のことではなく、「先生を呼んでくれ」と言っていたのだということが夜にようやくわかり、喧嘩となる。呼吸苦、さらに増大。

午後7時、慌てて河田先生を電話で呼ぶ。自分から先生の携帯に電話をしたのは、このときが初めて。しかし、「今から行きます」とは言ってくれなかった。「まだご家庭でできることがあります」と言って、モルヒネを一時間ずつの間隔で投与するように指示される。

（以下電話でのやりとり）

——オプソですか、座薬ですか？

河田先生 **「どちらでもよいです」**

このとき、この二つの薬は効くタイミングが違うのに、どちらでもよいという先生の指示に疑問を持った。

電話を切った後、苦しむ父に、「麻薬を飲まないと先生は来てくれないって」と伝えると、あれだけ嫌がっていたはずなのに必死にオプソを飲み始めた。

しかし、本人は楽になっていない模様。オプソは一時間おきという決まりだが、時間を空けるのがつらい。追加で飲ませるか否か、私、葛藤する。しかし午後9時まで待てばMSコンチンも飲ませられるからと、じっと我慢。父が苦しむのを見るのがつらい。こんなにつらいとは……。

午後の9時になったので、MSコンチンと座薬を一緒に使用することにした。すると、10時にすやすやと眠りだした。涙が出るほどほっとする。ほっとして、私もつい寝てしまった。午前3時にハッと目が覚めて、慌てて父の部屋に向かうと、本人も寝ていたので安心して隣で再び仮眠をとる。

明け方4時。父が再び、苦しみだした。

オプソを飲ませるも効果なく、再びD在宅クリニックの固定電話に二回かけたが出ないので指示されていた携帯にかける。十分後、別の携帯番号から着信がある。事務長の男性だった。

「父が大変苦しんでいるので、オプソを一時間空けなくても投与してよいか」と訊ねる。「先生に確認します」と事務長。電話、すぐ切れる。

しかし、五分経過しても折り返しの電話はない。その間も、父の苦しみがどんどん増しているので、返事を待てずに座薬を入れる。入れた後にようやく電話が来た。しかし、先生本人ではなく先ほどの事務長さんから。電話の返事は、「一時間空けてください」という教科書通りの指示のみ。

「もう、座薬を入れてしまいました」と伝えると、事務長さんは「そうですか」と言うだけだった。父を看ないといけないので、そこで電話を切る。

なぜ、河田先生から折り返しの電話がないのだろう？　本当に連絡を入れてくれたのか？　さらなる疑問を持つ。

午前4時30分前後で尿をとる。10㎖ほど。

午後4時50分　オプソ入れる

午後6時10分　オプソ入れる

午前6時20分、父、呼吸が激しくなり、悶え、座薬も入れられない。河田先生の携帯に連絡をするも、事務長が出て、三十〜四十分かかりますとのこと。しかし、本人はどんどん苦しんでいるので、ハッと気が付き、教えてもらっていた梅原看護師さんの携帯に電話をする。梅原さんからは、三十分で行きます、との返事。

父は必死にカニューレを吸い込んでいるが、息ができない模様。それでも、必死に必死にカニューレを口で吸いこんでいる。これがあの、肺がん死特有の溺れているような苦しみ方なのか。どんどん苦しみが増し、昼間は腕を動かすことさえつらくてできなかったのに、この時は、握りこぶしを作って胸を強く二回叩いた。

私の夫が父の手を握り、「もうすぐ来てくれるから。がんばれ」と声をかける。父、苦しみながら夫を睨みつけた後、目の玉がぼやけて力尽きた。パフーパフーと、力ない金魚のように口を開け閉めしている。

再度、河田先生の携帯に電話する。今度はご本人が出た。しかし、「今、運転中なんですよ」と不機嫌そうな声。

父の動きが止まる。


梅原看護師、到着。父の死を確認している。梅原さん到着から十分後、河田先生から電話、今、マンションに着いたということで、「201号室でしたっけ?」と私の家の部屋番号の確認。その声が外から聞こえてくる。

河田先生「遅くなりました～」と言って入って来る。そして、父の死亡を確認。その後の第一声が次の言葉だった。**「よくこの状態で連れて帰ってきましたね」**。

ぼう然とする。

私から、河田先生に、父がひどく苦しんで逝ったことを話して、なぜ、セデーション（鎮静）ができなかったのかと尋ねた。

「セデーションねえ。僕も2回、いや、1回かな（*後日、6月3日の面談時に3回やったことがあると訂正）やったことがあるけど、お年寄りはうまくいかないですよ」との答え。

セデーションの経験があるとはいえない回数であり、愕然とした。

その後、河田医師はこう続けた。

「**身内を看取るのって、大変なんですよ。**知り合いの医者がね、身内を看たとき、やっぱりなかなかうまくはいかなくて……」と話し始めたので、私、「書類が必要なのではないですか？」と話を遮ってリビングに追いやった。

●5月15日（月）

私が父を殺した……という想いから抜け出せない。絶望感。なぜ失敗したのか。

そうだ、父のカルテを見ようと思い立ち、D在宅クリニックに電話する。私がクリニックに初めて電話をした時に対応してくれた事務員の女性Tさんが出る。

「このたびは…」という挨拶のあと、「井上様の問い合わせ時に私が応対して、大丈夫ですとお伝えしていたのにこんなことになって。ご焼香とご説明にあがりたい」と申し出を受ける。私は、父のカルテのコピーが欲しいと伝える。「何に使うのか？」と訊かれたので、自分の何が悪かったのかを確認したいと答える。

「23日にご焼香に行くので、そのときに持参します」とのこと。

次に、訪問看護ステーションにも電話。梅原看護師と話す。こちらも、「ご焼香に伺いたい」ということだったので、まずは看護記録がほしいと伝える。ここでも、「何に使うのか?」と訊かれたので、自分の何が悪かったのか知りたいのです、と答えた。エンゼルケア(*死亡後の処置や着替え、死に化粧など)の請求書と一緒に17日に持って来てくれるとのこと。

●5月16日(火)

父の葬儀。葬儀場に向かう途中で、河田医師から私の携帯に電話が入った。


河田医師「お電話いただきまして」

――え? 今ですか?

河田医師「あ、いえ、昨日」

――ああ、昨日、D在宅クリニックに電話しましたよ。

河田医師「……お父さんのカルテを見たいということですが、何にお使いになるんですか」

――自分の何が悪かったのかを知りたいのです。

河田医師「ファックスはありますか。カルテと情報提供書でしたら三~四枚ですから、ファックスで送れますよ」

——画像も欲しいです。

河田医師「画像もお渡しできます」

——取りに行きます。

河田医師「そうですか」

——やっぱり郵送してもらえますか。

河田医師「いいですよ」

——今、葬儀に向かっているところなので、後でご連絡します。

電話を切ったあとで、ふと、「ファックスを送られただけで終わるのか?」と思い、D在宅クリニックに電話する。事務員のTさんに、「うちに来てくれるという話はなくなったんですか?」と訊く。Tさん「いいえ、それは伺います」との返事。

——ああ、良かったです。ファックスだけで済まされるのかと思いました。では、画像はその時で結構です。

●5月17日(水)

訪問看護ステーションの梅原看護師が午後3時に来宅。看護記録を見せてもらい、疑問点を質問。終末期の患者に対する対応がなっていないこと、終末期患者をもつ家族への指示がない点、看護師が訪問の後に医師への報告をしていない、医師との連携ができていない点を指摘する。再度、責任者と来るという話になった。

その後、梅原看護師から電話がある。

「河田先生やケアマネさんがそちらに行かれる日はありますか？」との問い合わせだった。「今のところ、クリニックの事務の方からしかその申し出はありません」という話をする。「できれば、当事者全員が集まって話をするほうがよいのでは？」と提案された。「私もそう思う。日程は河田先生に合わせます」と伝え、梅原さんにセッティングを任せる。

●5月19日（金）

訪問看護ステーションより電話がある。

「河田先生とケアマネさんに確認をしましたが、行けないとのことで、私共訪問看護ステーションから責任者と梅原さん、D在宅クリニックからは事務のTさんと看護師さんで行きます」とのこと。
河田先生が来ないことに違和感を覚える。

●5月23日（火）

右記、4名が来宅。これまでの経緯について、私が書いたこの時系列のメモがほぼ間違いないことを確認する。D在宅クリニック、訪問看護ステーションともに、このたびの件について、それぞれが問題があることに気づき、謝罪をしていただいた。

しかし、そのうえで私は、「河田医師と話がしたい」と伝えた。河田先生から直接言葉を聞かないと納得できない。

第1章

長尾和宏とある娘の対話

❶ 最期は家で看取る、と決めた私がバカでした

——長尾先生、はじめまして。井上トモミと申します。今日はお時間を取ってくださりありがとうございます。ずっとお会いしたいと思っていました。

この春、父ががんで死にました。在宅で死にました。75歳でした。父は二十年前に母と離婚し、一人暮らしをしていました。私は結婚しており、小学生の子供二人と夫の四人暮らしです。父は私の家から電車で一時間半くらいの距離で、一人暮らしをしていました。年金とアルバイトで暮らしていました。父への電話は、一日置きくらいにしていました。私は三人姉妹の長女です。両親に何かあるたびに、率先して世話をしてきたのは私です。昨年の春、県立がんセンターで、肺の扁平上皮がんと診断されました。一時は放射線治療がうまくいき、良くなったこともありました。カナダに住む父の妹に会いに、海外旅行にも行けました。しかし、徐々に悪くなっていきました。死ぬ二ヵ月くらい前からは、動くのもしんどそうでした。

私は、父ががんになった頃から、父を家で看取ろうと決めていたんです。絶対に私が看取ろうと。

長尾　はじめまして。ほう、なかなか偉い娘さんやね。なんであなたは、お父さんを絶対に家で看取ろうと決めたのですか？

——それは私が、いわゆる長尾信者になっていたからです。長尾先生の本をほとんど読んでいます。病院ではなく家で死んだほうが平穏死できる。在宅医療は素晴らしい。先生の本には、何度もそう書いてありました。だから私は、父を在宅で平穏死させたかった。だけど、私の父は平穏死できなかった。**正直、長尾先生の本と出合わなければ良かったと、今は後悔しています。**

長尾　私の本と出合って後悔ですか？

——はい。長尾先生の本さえ読まなければ、半端な知識で在宅医療になんか手を出さなかった。在宅医療なんて、やらなければよかったんです。

長尾　なんだか、僕が悪人みたいな言い方やな。

――最後に父が入院したのは、都内の有名病院、A総合病院でした。元気な頃より二十キロ以上痩せて、骨と皮になっていました。がん相談支援センターのケースワーカーの女性は、いつから緩和ケア病棟に入るかを相談しましょうと言いました。そのとき私は、〈在宅医療をはじめたい〉と告げました。するとケースワーカーさんは、少し驚いた様子でした。〈なぜ、在宅医療を選択するのですか？〉とストレートに訊《き》かれました。

長尾　あなたはなんと答えたのですか？

――在宅医療の方が患者がリラックスできて、それが免疫力を上げるとよく聞きますし、穏やかに死ぬこともできるから、と答えました。職業柄、本や雑誌などで勉強もしているので、と。するとケースワーカーさんは、ちょっと不思議そうな顔をされました。

長尾　そうだね。まず、**大病院はまったく在宅医療を信用していません。在宅なんかインチキだと思っている人も多い。**だから大病院の先生から在宅を勧めることはあまりありません。

――確かにそうでした。それでも私は、〈絶対に連れて帰ります。どうして皆さん、家に連れて帰らないんですか？〉と目をキラキラさせてケースワーカーさんや、緩和ケア病棟の担当看護師に言っていたと思います。

長尾　目をキラキラ？

――私が長尾信者だったから……。また、A総合病院のケースワーカーさんはこうも言いました。〈そうは言っても皆さんね、お仕事をやってらして、昼間は看る人もいない、夜を看る人もいない。そんななかで在宅医療なんてできないんですよ？〉と。そんなこと私もわかっているけど、そりゃそうだけど……。

❷ 病院とは、患者さんが24時間管理される場所

長尾　そのケースワーカーさんは、どんな人だったのですか？

——えーと、私と同い年ぐらい、40代半ばの女性です。**〈ほとんどの人は在宅なんて選びませんよ〉**とも言われました。

長尾　まず病院のスタッフの多くは、在宅医療の現場を見たことがありません。ケースワーカーさんも病院のスタッフですからね。だから、在宅医療の本当の姿を知らずに、ほぼ想像でものを言っていることが多くあります。

——でも、ケースワーカーさんは地域連携のためにいるんですよね？

長尾　そうですよ、今や全国のほとんどの病院で、地域連携部という部署があり

ます。正しくはＭＳＷさん（medical social worker／医療ソーシャルワーカー）といいます。国家資格です。病院から在宅医療や施設に移るときにＭＳＷさんが退院前調整や退院支援の窓口になります。まあ、関所みたいなもんですよ。

——退院支援のときは、必ずケースワーカーさんを通すのですか？

長尾　そこを通らなければ家に帰れないのです。しかし、退院支援のためにいるはずのＭＳＷさんたちはね、在宅医療がどういうものかを実はあまり知らない。だからあなたみたいな家族がいると、戸惑うわけです。また、病院というのは言わば24時間、みんなが監視している場所です。ところが在宅医療にはそれがない。患者さんは監視されない。僕から言わせてもらえば、それが在宅医療の最大の長所です。つまり自由があるということ。その意味では**病院とは真逆の世界かも。**真反対です。24時間管理社会と、24時間緩やかな時間しかない社会。

——そうですよね。わかります。だから私は父を家に連れて帰りたかった。

長尾　ところが病院のスタッフたちは、疾病、病気がある人ならば**24時間管理する義務がある、管理して当然**だと思っているわけです。自宅に重病人を置いておくなんてとんでもない、という感情が少なからずあります。だから末期がんの人を連れて家に帰りたいなんて言う家族は、病院からするとアンビリーバブルなんですよ。そもそも在宅支援をやるのがケースワーカーさんの仕事なのですが、在宅復帰じゃなくて、他の病院や施設に転院させるのが仕事だと思っている人がいます。それは**悪意ではなくて、在宅医療の良さを肌で知らないから**です。

——私の場合は、ケースワーカーさんに、父を連れて帰るのを反対されたというほどではありません。〈大変ですよ⁉〉と、しかめっ面をされたというか。

長尾　あなたが、いちばん最初にA総合病院に在宅医療の希望を切り出したのはどんなタイミングですか？

——まず、なんで父をA総合病院に入院させたのかをお話しします。

父は、埼玉県内で一人暮らしをしていましたが4月に入り、突然歩くのがつらくなり、東京都内の私の家で療養を始めましたが、日に日に弱っていったんです。先週まではリハビリに行けていたのに、次の週には靴が履けなくなって、一昨日はトイレまで歩けたのが、昨日は三歩しか歩けなくなり、今日は一歩も踏みだせなくなった……そんな状況でした。それで一度、病院に連れて行こうと考えたのです。

長尾　よくあの都内屈指の大病院、A総合病院が、いきなり行って入院させてくれましたね。誰かの紹介状でもあったのかな？

——最初はA総合病院ではなく、私が住んでいる町にあるB市民病院に入院させました。昔からある市民病院です。そこに2泊だけして家に帰されたんです。父は、がんが発覚した時点でステージ3だったこともあって、私たちは標準治療[*1]をやらないと決めました。県立がんセンターでは「手術はできるが、その後は抗がん剤をやりますが、生活には常時酸素が必要になるし、一人暮らしはできない。車椅子生活になるかも」、と言われていました。父は手術は絶対に嫌だと言いましたし、私も長尾先生の御著書『抗がん剤10のやめどき』を読んでいたこともあり、父のQOLを保つことを重視したのです。そして、放射線専門のクリニックに**自費で通っていました。大変熱心な腕のいい先生で、**放射線治療はうまくいったと思います。**一時期、がんも小さくなって、とても元気になりました。カナダに旅行に行けたのも、このタイミングです。ひょっとしたらこのまま治るんじゃないか？　と思ったほど食欲もありました。もし標準治療で手術の後に抗がん剤をやっていたなら、父のこの復活の時間はなかったでしょう。**しかし、その後が問題でした。一時期穏やかだった父の状態が悪化したときに、どこの病院も受け入れてくれなかったのです。**先の放射線クリニックでもう、やれることがないわけです。**いわゆるがん難民[*2]になってしまったことに気がつきました。〈勝手に標準治療を拒否した人に、病院ではもはや何もできないからお帰りください〉とあからさまに言う有名病院の医師もいました。**標準治療から離れるということは、こんなにも孤立することになるのか**と思い知らされたのです。そして、ようやく入院できたと思ったB市民病院でも、〈放射線治療をされているのでウチでは対応できません〉と言われました。入院期間は二泊だけで、治療らしい治療は何もされませんでした。

長尾　まあ、病院はそう言うやろなあ。

――それで私、思い出したんです。十年ほど前、父はCOPD（肺気腫）を患って、あの有名なA総合病院に入院したことを。そのときの対応が素晴らしかったんですよ。それで、A総合病院に行ってみようか、と思いつきました。

＊1　**標準治療**：がん医療における基本の治療法のこと。体系的な臨床試験の結果、エビデンス（科学的根拠）に基づいて、最も効果があると判定された治療法。がんの種類、そして、それぞれのがんの進行状態ごとに細かく決められている。標準治療はガイドラインとしてまとめられ、医師はこれを参考に治療方針を立てていく。

＊2　**がん難民**：がんの進行に伴い大病院で治療ができなくなってしまったり、「抗がん剤はしたくない」などと言って標準治療を拒否したことで、治療してくれる場所をなくしてしまったがん患者のこと。

❸ がん難民が、有名病院に入院する方法⁉

長尾　確かに、一度診てもらっている病院であれば、カルテは存在しますからね。

――インターネットで調べたら、A総合病院は緩和ケア[*3]もしっかりしていましたし、とりあえず今のままでは不安だから一度診てもらおうと考えたのです。

長尾　どうやってA総合病院に入院させたの？

――父を私が運転する車の助手席に乗せて、病院のそばまで行きました。それで、〈すみません、通りすがりの者ですが、父がいま、そこで倒れてしまって。今すぐ診ていただけないですか？〉と駆け込んでみたのです。言葉は悪いですが、一芝居打ったというか。

長尾　やるなあ。

――そんなこんなで、A総合病院の救急に入れてもらったのです。一芝居と言っても、父は本当に状態が悪くて苦しがっていましたから、まさかそのまま放ってはおかれることはないだろう、と考えました。

長尾　**裏口入学ならぬ、裏口入院やな。**そんなん、聞いたことないわ。

――結局その日は、月曜日の午後で救急外来しかやっていなかったので、検査だけして、一週間後の受診を予約して帰されました。しかし週末に向けてみるみる悪くなるので、再度、土曜に連れて行きましたが、また点滴で帰されました。そして月曜日の検査結果を聞くためにもう一度、父を連れてA総合病院に行き、そこでやっと入院となりました。十年前のカルテが保存されていたことも大きかったようです。**主治医は呼吸器内科の先生**です。

長尾　入院はできた。しかしあなたは在宅医療を希望していたんですよね？

――はい。落ち着いたら家に帰ろうと思っていました。ですから、入院時に在宅医療の希望を言ったら、呼吸器内科の部長さんに、**〈では、体調の調整ということで、一～二週間入院しましょう〉**という話になったのです。

長尾　入院して、お父さんの状態は良くなったの？　悪くなったの？

――良くなりました。

長尾　なんで良くなったんだと思う？

――ステロイド薬[*4]を使ったり、モルヒネ[*5]を使ったりしましたので。在宅療養で、ただどうしよう、どうしようって言ってるだけじゃ薬も何も使えないし。B市民病院では治療らしい治療はしてくれなかったし。

長尾　つまり、A総合病院では、あなたの納得する緩和医療が受けられたということですね。

――そうですね、一歩も歩けない状態だったのが、少し歩けるようにもなりました。

長尾　良くなってきたとき、A総合病院の主治医さんはなんと言いましたか？元気になってきたから、そろそろ家に帰りますか、とか。

――結局父は、三週間入院することになるのですが、目標は「まずは歩いてトイレに行けるようにしましょう」という感じでした。それで本当に、入院したら歩いてトイレに行けるようになったのです。

長尾　それは良かったね。

――はい、これでもう自宅に連れて帰れるぞ、というところまで来ました。4月25日には在宅での薬の飲ませ方のレクチャーがあり、それで、5月1日に退院しましょうという話になりました。しかし、そこで想定外のことが起こったのです。

長尾　何か、ハプニングですか？

――はい。**母が突然死したのです。**

長尾　えっ？

＊3　**緩和ケア**：ＷＨＯの定義によると、「緩和ケアとは、生命を脅かす疾患による問題に直面している患者とその家族に対して、疾患の早期からの痛み、身体的問題、心理社会的問題、スピリチュアルな問題に関して、きちんとした評価を行い、それが障害とならないように予防したり、対処することでＱＯＬ（生活の質）を改善するためのアプローチ」とされている。緩和ケアと聞くと終末段階のイメージを持つ人も多いが、疾患が見つかった時から、必要に応じて行われるべきものという考え方に代わってきている。

＊4　**ステロイド薬**：免疫抑制や抗炎症作用を持ち、アレルギー性皮膚炎や気管支ぜんそく、関節リウマチ、各種臓器の炎症など多種多様な病気の治療に使われるが、末期がんの症状緩和にも広く使われている。がんの痛みや倦怠感、食欲不振、呼吸困難、吐き気、浮腫などに効果がある。

＊5　**モルヒネ**：医療用麻薬。強力な鎮痛作用がある。麻薬という言葉から、「中毒になる」「廃人になる」「死を早める」など、負のイメージを持つ人も未だいるが、全くの誤解である。痛みを消すだけではなく、がんに伴う激しい咳や呼吸困難感（息苦しさ）をも緩和する。がん疼痛治療薬として、我が国では１９８９年に認可された。

④ 末期がんの父の見舞いに行った母が、その夜に突然死

——離婚して父と離れ離れに暮らしていた母が、私と共に父を家で看取るため、私の家に泊まる支度をし、4月26日の夕方に父のお見舞いにA総合病院に来たのです。母と、父の妹と二人でです。二週間ぶりに父と会って、変わり果てた姿を見てショックを受けたと思います。私はそのとき、仕事があったので同席はしていません。ショックを受けて疲れた母は父のベッドに入り、二人並んで体を休ませたそうです。母は長い時間、夜の8時頃までそうやって父と病室にいました。母は、〈離婚しちゃったけど、やっぱりパパと一緒のお墓に入りたいからもう一度一緒になろう〉と婚姻届を持ってきていました。パパも嬉しそうにしていたそうです。

それで、お見舞いのあとでぐったりと疲れたのでしょう、父の妹から電話があり、母が疲れているので私の家には来ないで、渋谷のシティホテルに二人で泊ま

ると言うので、ゆっくりしてもらうことにしました。**その夜、母は、そこのお風呂で入浴死をしました。見つけたのは父の妹**です。それで救急車で病院に運ばれて、死亡が確認されたあとは、警察の取り調べがあったりとか、もう、いろいろと……。

長尾　……そんなことがあったのですか。

——救急隊員から私の携帯に突然電話があったのです。私は外から家に戻る途中でした。**〈お母さんが、心肺停止です。やれることはすべて行いました。延命されますか、どうしますか〉**といきなり電話で言われて、足に力が入らなくなって家の前の道端で立てなくなりました。さすがにそのときは、長尾先生の本を読んでいてもすぐには〈延命はしないでください〉とは言えなかったです。でも、最後は延命を拒否しました。救急隊員は〈わかりました〉と。夜の11時、夫と子どもと、4人で、救急車で運ばれた病院の遺体安置所に大急ぎで行き、母の死を確認しました。

長尾　お父さんには？

――翌日の午後3時に、私たち三姉妹で病院に行きました。「パパ、今から言うことに驚かないでね」って三姉妹がしつこく迫るので父は、「なんだ、宝くじでも当たったのか」って。私は「ママが昨日の夜、亡くなりました」と。父は目を大きく見開き「なんで！」と怒り、大粒の涙をポロポロ流しました。その足で父を一時退院させ、自宅で母に会わせました。

長尾　お父さんはどんな様子でしたか？

――横たわる母を見ながら泣いていました。「あっけないね」って。お葬式はどうする？　と訊くと、俺はいいと。それで四、五時間ですぐに父を病院に戻して、母の葬儀を済ませたのです。

長尾　お別れをさせた、ということですね。

――はい。そこからは、一旦回復した父がまた弱っていきました。入院してからは、けっこう食べられていたんですけど、この日から食べられなくなり、だんだんと弱っていきました。

長尾　お母さんの死を、お父さんに言う必要があったと思いますか？　姉妹で相談して決めたことなのだろうけど。

――自分で歩いてトイレに行ける程になり、頭もしっかりしている人を騙すことはできません。ちゃんとお別れをさせてあげないと、両親とも可哀相です。

長尾　しかし、すぐに後を追いかけることはわかっていたでしょう？

――離婚していてもしょっちゅう会っていたし、病気が発覚してからは父の家に泊まって交流もしていました。死ぬ前に母が来なくなったらとてもさびしがると思うのです。私は、とにかく目の前のことに必死でした。三日間くらいは、父のことは二の次になっていました。

❺ 早く家に帰りたい、と父が言い出した

長尾　お母様の予期せぬ死があったから、お父様の退院が延びたのですね。ところで、在宅医はいつ探したの？

――5月1日の退院予定でしたから、4月末にはすでに決めていました。しかし母の死により、退院日が延期になりました。母が亡くなったのが4月26日の夜、29日に葬儀を行い、父を5月1日に退院させたかったのですが、結局いろいろと落ち着くまで一週間以上かかってしまいました。その一週間で、父は相当に弱っており、ケースワーカーさんからは、**「無理はしないように。緩和ケア病棟も入れますよ」**と言われたのですが、絶対家に連れて帰る！と私は譲らなかったのです。

長尾　なるほど。それで、最終的に退院できたのはいつですか？

――5月9日です。ゴールデンウィークの間は、病院は何も決められないとのことで、退院もさせてもらえなかったのです。父はその間に相当衰弱していきました。それで、5月7日と8日の夜は、私と私の妹が交替で父の病室に泊まりました。

長尾　お父さん御自身は、退院についてはどう言っていたのですか？

――父は**「自分が食べられなくなって、具合が悪くなっているのは入院しているせいだ。だから早く家に帰ろう」と毎日私に訴えていました。**モルヒネのせいもあり、毎日、私が顔を出すたびに、今日は家に帰れると勘違いをするので、そのつど父の落胆した顔を見るのがつらかったです。

長尾　お父さんは、つらいのは病院のせいだと思っていたのかな？

――はい。はっきりそう言ったんです。「早く私の家に帰ろう、早く早く」とそればかりで。そもそも、一週間で退院できると本人は思っていましたし。

長尾　具体的には、お父さんは何がつらかったのだと思いますか？

――昔からとても気を遣《つか》う人でした。だから、どんなにつらくても、看護師さんが来ると頑張ってしまうんです。すごくつらいのに冗談を言ったり、元気に振舞おうと頑張ってしまう。どうもありがとう、大丈夫だよって。それで看護師さんが、あら、元気じゃないですかと安心して病室から出て行ったとたんに、私に〈苦しい、苦しい〉と訴えるのです。だから、看護師さんは父のことをそんなに状態が悪いと思っていなかったかもしれません。

長尾　そんな男の人、ぎょうさんおる。強がっちゃうんだよね。特に若い女性の前ではね。

――そう、強がっちゃう。頑張っちゃうんですよ。それを見ていて、私もつらかった。それともう一つ、私が泊まり込んでいたときのことですが、夜中に床ずれ防止で看護師さんがやってきますよね。**真夜中に時間が来ると、寝ている父を機械的にバタン、バタン、ダーッてひっくり返して、バタンとドアを閉めて帰っていく。**その後、しばらく父は痛がっていました。ようやくまた静かに眠りについてくれたと思えば、またひっくり返しに来て、と朝になるまで繰り返されるわけです。これでは父はまったく眠れないし、弱る一方だ……とそのときに思ったんです。

長尾　その通りですね。体位変換は患者にとって、とても大きな負担になる。**その頃、お父さんは、自分は〈もうあかん〉と感じていたと思いますか？　つまり、もうすぐ死ぬだろうと。**

――いいえ、それは思っていなかったはずです。

長尾　では、死ぬことについては話し合いはなかったのですね。

――はい、そんなこと言えませんでした。**本人は入院すれば体調が安定して元気**

になって家に帰れると信じていたと思います。

長尾　ああ、よくあるパターンやね。特に父と娘だと。

――私が、父が入院しているときに、お父さん、もうそろそろ駄目かもよとでも言えばよかったんですか？

長尾　いや、駄目かも、とは言わんけどね、なんというか……。

――話せない。そんなのあの状態で、どうやって死にたいかなんて、本人に話せるわけがないです。

長尾　では、親子で死の話はずっと避けて、そこまでに至ったのですね。話せないというか、家族みんなが避けていた。お父さんは、薄々死期が近づいているのはおそらく感じていたけれども、子ども達が誰も何も言わないから、ほのかな望みを持っていたのでしょう。

――それがいけなかったと長尾先生は言いたいのでしょうか？

長尾　いや、そういうわけではありませんが。

――私にも、〈もう少し父は生きられるんじゃないか〉という望みはありました。入院して、母が亡くなる前までは比較的元気になっていましたから。あのとき、4月下旬だったけれど、もしかしたら夏は越せるかも、と思うときもありました。だけど、母の死があって、5月7日、8日あたりから、もうあと数日で……ということもあり得ると感じたのです。だから退院を焦ったのです。

❻ アドバンス・ケア・プランニングなんてできません!

長尾 それで、とにかく家に帰ろうと頑張ったわけですね。

――でも、5月9日の退院が決まった数日前に、病院のほうから、緩和ケア病棟の話が出ました。

長尾 そのときは迷わなかったの?

――迷いました。眠るように、痛くない死に方ができるほうにいければそれでいいって。だから在宅医も、上手な鎮静ができる人を探さなければ意味がないと思いました。『痛くない死に方』も読んでいましたから。

長尾　私の前著『**痛くない死に方**』にも書きましたが、2016年に亡くなられた**大橋巨泉さんのご家族も、在宅医療に失敗したと後悔**しておられますね。あなたと同じように。

——でも、大橋巨泉さんのご家族は確か、早々とその在宅医のおかしさに気がついて、緊急入院させたのですよね。

長尾　そうです。その在宅医は、実はあまり経験がなかったようで、**医療用麻薬についての知識が乏しかったか**もしれない。**モルヒネの使用は、最少量から始めて徐々に増量しながら、その人の痛みを緩和するのに必要な量を探していきます。**いきなり大量に処方するなどということはあり得ません。しかし、大橋巨泉さんの主治医はいきなり大量処方をしたと聞きました。

——それで確か、巨泉さんを緊急入院させて、救命措置を受けられた。

長尾　でも、その後が問題だ。巨泉さんは、それから三ヵ月もの間、集中治療室を出ることなく、そこで息を引き取った。ご本人はまだ元気な時には、**〈自宅で安楽死したい〉**と話していた。もちろん、安楽死は日本では犯罪です。でももし、その在宅医の無知によってモルヒネを過剰投与されたまま亡くなっていたとしたら、皮肉なことに安楽死相当だったということ。その在宅医は殺人罪に問われかねない。ただ、惜しむらくは、巨泉さんがちゃんとリビングウィル（生前からの効力がある遺言）を書いて家族の同意を得て、さらに病院や在宅の医療者がアドバンス・ケア・プランニングを行っていれば、三ヵ月間も集中治療室で管だらけになって延命措置が続くことはなかったんじゃないか、ということです。

――アドバンス・ケア・プランニングとは？

長尾　Advance Care Planning、つまり、予め元気なうちから命の終わりについてみんなで話し合う、という意味です。〈意思決定能力が低下する前から、本人の意思を尊重して、ご家族やさらには医療介護者が一緒になってケアの目標や具体的な治療・療養方針について話し合う過程（プロセス）〉とされています。人生の最終段階における医療を、どこで、どこまで受けたいか、または受けたくないか、何を大切にしたいかなどを、まだそこそこ元気なうちから医療・介護者と周囲の人たちとみんなで何度もよく話し合っておきましょうということです。

――それって、**リビングウィル**と何が違うのですか？

長尾　**リビングウィルもアドバンス・ケア・プランニングの一部、あるいは核であると考えてください。**決定的に違うのは、リビングウィルは自分で書く一人称の希望だけど、アドバンス・ケア・プランニングはみんなで話し合うプロセスです。早期からその人にとって、何を最善とするのかを家族や親しい友人、そして医療者も含めて、話し合っておくことが大切だとされています。

――素晴らしいと思います。**でもそんなの、医者の机上の空論ですよ！**　死が目の前に迫っている家族に対して、どう死にたいか話し合おうなんて、冷静にできるほうがおかしいと思います。

長尾　いやだから、もっとずっと前からアドバンス・ケア・プランニングをやっておくべきだった、と言いたいのです。

――もっとずっと前って、いつのことですか？ がんが発覚したとき？　そのときだって、父は相当なショックを受けていたし、私はなんとか治る方法はないかと奔走していました。それともその後の、何も治療ができないとわかってがん難民になったとき？　それはそれで、絶望的な気持ちですよ。本人から何か切り出してきたのなら話し合いの時間ももてたかもしれません。しかし、どう死にたいか？　を家族から言い出すなんて、酷です。

長尾　あなたのお気持ちはわかります。しかし、もしも主治医が上手にアドバンス・ケア・プランニングを主導できていたのなら、かなり経過が変わっていたかもしれませんよ。おそらく長女のあなたがお父さんの代理人として仲介できたはずです。**お父さんの希望を理解して、覚悟できたのなら、あなた自身が、ここまで迷ったり、揺れたりすることが少なくて済んだはずではないですか？**

――それではまるで、私が父の意思を無視して、最期に勝手にいろいろやったように聞こえます。**酷い！　私は、父の意思を精一杯尊重しましたよ。だけど父は、何も知らないわけです。**長尾先生の本を読んだわけでもないし。どう死にたいの？　と訊いたところで、知識と情報のない人間がどう答えられるというのでしょう？　だけど、そう、父は「家に帰りたい」と言ったのです。だから私は、必死に退院させようとしたまでで。

長尾　では、その前の入院は、お父さんが望まれたことですか？

――それは、**望むも望まないも、なかったですよ。本当に日に日に弱っていたのですから、入院させるしかなかったのです、**あのときは。本人も自分の状態が悪化していくことを怖がっていたので入院を嫌がりませんでした。父は苦しいのも痛いのも絶対にイヤだったはずです。**だから私は、痛みなく、眠るようにして逝かせてあげたかっただけ**なのです。

column

~もっと知りたい人のために~

アドバンス・ケア・プランニング（ACP）の定義とは？

今後の治療・療養について患者・家族と医療従事者が、あらかじめ話し合う自発的なプロセスのことです。

- ●患者が望めば、家族や友人とともに行われる
- ●患者が同意のもと、話し合いの結果が記述され、定期的に見直され、ケアにかかわる人々の間で共有されることが望ましい
- ●ACPの話し合いは次の内容を含む
  - ・患者本人の気がかりや意向・患者の価値観や目標・病状や予後の理解
  - ・治療や療養に関する意向や選好、その提供体制
- ●ACPは患者、信頼できる人々、医療従事者とともに行われることが望ましい
- ●話し合いは、患者が自分の病状や予後、これからの治療についてどれくらい知っておきたいかのレディネス（心身の準備状態）に応じて行われる

●ACPは健康状態や患者の生活状況が変わるごとに、繰り返し行われるべきである
●ACPは患者が最も大切にしていることに基づいて意思決定ができるように、医学的ケアの全体としての目標が何かに焦点を当てる必要がある
●また、患者が自ら意思決定ができなくなったときに備えて、患者に成り代わって意思決定を行う信用できる人（人々）を選定することにも焦点が当てられる
●患者の健康状態が変化するに従って、ACPは特定の治療やケアについて、どうしていくかに焦点が移っていく
●治療の決定は医療従事者とともに、法令に従い、患者の変化していく健康状態や予後について共通理解を得ながら行われるべきである
●話し合いの内容は、信用できる人（人々）ならびに医療従事者とともに話し合った後で記録に残し共有されるべきである
●収録された内容は、必要となった時にすぐに参照できるように保存され、必要に応じて更新されるべきである

＊神戸大学大学院医学研究科 先端緩和医療学分野
木澤 義之氏のスライドより

⑦ 鎮静とは？——眠るように逝かせたい

長尾　お父さんの最期を、眠るように逝かせたかった？

——そうです。眠らせることが上手な在宅医を探そうと考えました。

長尾　それは**セデーション**（鎮静）というものですね。麻酔薬で意識を落として、深く眠らせることはディープセデーション（深い鎮静）。睡眠薬程度なら浅い鎮静。あなた、すごい勉強をしたのですね。お父さんのことをそこまで思ってたんやね。

——それで、ケースワーカーさんにも、「セデーションの上手な在宅医さんを紹介してください」とお願いしました。

長尾　そんなん、ケースワーカーさんにわかるわけがないですよ。残念ながら。

――ケースワーカーさんには〈誰もがそうやって亡くなるとは限らないのですよ〉と言われました。なんだか、ごまかされたというかお茶を濁された言い方をされました。

長尾　大病院での末期がん患者への深い鎮静の実施率は、まあ私の勝手な想像ですが、三割ないし五割ぐらいでしょうか。**一方、在宅医療での深い鎮静率は一割以下、在宅医によってはゼロかな。なぜかと言えば、在宅看取りでは深い鎮静はほとんど不要**なのです。

――では、長尾先生はセデーションのご経験は？

長尾　僕のクリニックでは、年間一〇〇人くらいのお看取りにかかわるけど、深い鎮静を行うのは、ごくごく少数です。

――そうなんですか。なんでA総合病院のケースワーカーさんはそのときにそう言ってくれなかったんだろう！

長尾　ですから、ケースワーカーさんはわからないのです。答えようがない。あのね、先ほど言ったように、深い鎮静と浅い鎮静があるのです。

——眠らせたまま死なせる[*6]ことができるから、がんの死は痛くない。楽に逝けるものだって、有名な緩和ケア専門の先生方も、そんな本をたくさん出していますし、インターネットでも読めます。

長尾　それでも、あなたが言っていることは「安楽死」を望んでいるように聞こえかねません。**薬で眠らせてそのまま死なせれば、それはつまり、安楽死として日本の場合は、罪に問われると考える医者もいます。**欧米では深い鎮静のまま死なせることは緩和ケアの一環であり、罪に問われませんが。

——えっ？　眠らせたまま死なせることが、安楽死なんですか？

長尾　なんとも言えません。本当に終末期ならありやろね。しかし、深い鎮静で眠らせて死なせてもらえますか？　と訊かれた医師が、はい、いつでもできますよ！　と言い切ったら、その時点で罪に問われる可能性があるのです。だからこの問題は、どんな医師もどこか少し後ろめたいのです。

＊6　**眠らせて死なせる**：日本緩和医療学会の〈苦痛緩和のための鎮静に関するガイドライン〉には、以下のように記されている。

鎮静と安楽死との違い：鎮静と安楽死は、意図（苦痛緩和 vs. 患者の死亡）、方法（苦痛が緩和されるだけの鎮静薬の投与 vs. 致死性薬物の投与）、および成功した場合の結果（苦痛緩和 vs. 患者の死亡）の三点において異なる医療行為である。

鎮静における好ましい効果と好ましくない効果：鎮静における好ましい効果とは苦痛緩和である。好ましくない効果とは、一般的に、意識の低下、コミュニケーションができなくなること、生命予後を短縮する可能性である。しかし、患者、家族によっては、意識の低下や生命予後を短縮する可能性を好ましくないとは考えない場合がある。

❽ 苦しみたくなければ緩和ケア病棟へ、と言った有名在宅医

——話はさかのぼりますが、実はですね、D在宅クリニックを探す前に昨年（2016年）の夏から秋にかけて五回、都内でも名の知られているC在宅クリニックの緩和ケア外来に、受診と相談に行ったことがあります。とても良いクリニックだと知人から教えて頂いたので。担当医は**以前に大病院にいた緩和ケアの大家の酒森先生**（仮名）です。在宅医療を希望するとその先生はこう言いました。〈肺がんのお父様の最期、苦しみたくなければ緩和ケア病棟が良い場合もあります。在宅は24時間、誰かがいないとできませんしね。**仮に在宅を希望される場合は、私が拝見する方は少なくともCVポート**[*7]**があることが条件です**〉と。

長尾　いや、それはまったく違うなあ。その緩和ケアの大家の先生が在宅医療に関して無知なだけではないかな。**肺がん患者さんでももちろん、看取りまで楽し**

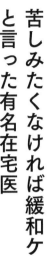

く在宅で療養することができます。

――同じ在宅医でも、全然言うことが違う場合があるのですね。ただそのとき父はまだまだ元気でしたのでCVポートをつけることがイメージできず、聞き流しました。それから半年後、父の入院前、A総合病院の救急を受診して帰された数日後のことです。あまりにも弱っていたので、夜中にC在宅クリニックの緊急番号に電話をかけたことがありました。その電話は、過去にCクリニックを一度でも受診さえしていれば、在宅医療の契約をしていなくてもかけていい番号ということで、教えてもらっていたのです。

長尾　へえ。そういうシステムのクリニックがあるんやね。

――その時に電話に出たのが、酒森先生でした。酒森先生の本を私は以前に読んでいましたし、昨年（2016年）受診に通っていたときの対応も素晴らしく感銘を受けていました。いかに苦しませずに終末期を過ごしてもらうかに腐心されていましたから。タイプはまったく違えど、長尾先生と同じくらい熱心な先生だなと。半年ぶりに電話をしたので、酒森先生はちょっとびっくりされていましたが、私と父のことを覚えていてくれていました。〈父の状態がおかしいので、一度診てもらえないですか〉と相談しました。弱っている父をA総合病院に連れて行っても帰されるばかりなら、もう在宅医療に変えようと思ったのです。でも、その電話で酒森先生は、〈救急で総合病院にかかっていて、次回の予約が取れているならそこで診てもらったほうが安心ですよ〉と言うのです。私は切羽詰まっているから、藁にもすがるつもりでC在宅クリニックに電話をしたのですが。

長尾　酒森先生は有名な大病院を退職されて、今は、在宅医なんやね？

——そうです。現在はC在宅クリニックに勤務しています。私はその電話で、**〈でも、在宅で看取りたいのです〉**と伝えたのですが、**〈実のところ、肺がんの患者さんの在宅看取りは難しいんですよ〉**と半年前と同じことを言われました。

長尾　溜息が出るね。在宅医療を知らない、がん緩和医療の大家が在宅を始めたんやね……。

——そう言われても、A総合病院の救急外来では何の指導も投薬もなく、点滴だけで帰されるのです。それで家に帰ってきたところで、父は何も食べられなくて寝てばかりいて日に日に弱っていく。一週間後の受診まで何もせずに寝かせておくだけにするのが不安でした。それで、酒森先生とその電話で、〈先生がお忙しければ、明日の昼間に、貴院の院長先生の外来で診てもらいたいのですが〉と伝えると、〈がんの患者さんは（院長ではなく）僕のところに回されるから同じことです〉と言われました。**今すぐに助けてもらいたかったのに、そう言われて、絶望感でいっぱいになりました。**

長尾　フラれたようなものですね。あなたが切羽詰まっていることを感じ取ってはくれなかったのか。その先生は、なんで在宅をやろうと思ったんやろな。

——その二日後の4月15日の土曜日でした。父の苦しみは続き、仕方なく再度、A総合病院の救急に連れて行きましたが、やはり検査と点滴だけで返されました。再度月曜日に受診をし、やっと入院させてもらえることになりました。と同時に緩和ケア病棟の予約も勧められたのですが、〈C在宅クリニックの緩和ケア外来に通っていたから、あそこでがん患者のお看取りを専門にしている酒森先生にお願いしたい〉と伝えました。

長尾　あなたはそれでもまだ、酒森先生に望みをもっていたと。

――そうです。何度も外来で受診をしていたので、安心感がありました。ところがその時、A総合病院の入棟予約担当の看護師さんが、こう言ったのです。〈えっ？　**あの方はちょっと偉すぎるので、もう少し格下の先生を知りませんか**〉と。私は〈でも、あのクリニックでがん専門は酒森先生しかいないはずだ〉と言うと、〈でも、あの方は在宅を始めたばかりでしょう？〉と。たしかに当時、酒森先生は、在宅医療を始めてから1ヵ月程度の時期でしたから、その点は私も少し不安になりました。それまではクリニックの外来のみを担当していたはずです。それでもあきらめられず次の日に、再度、酒森先生に連絡を入れ〈父の在宅医療をお願いしたい〉と伝えました。すると〈大丈夫ですか。大変ですよ〉と何度も確認され、〈実は緩和ケア病棟の予約はしてあります〉と食い下がると、〈それなら安心だ。大丈夫、やれますよ、やりましょう〉と言いました。その言い方が、ご自分を鼓舞させているような言い方に聞こえました。

長尾　まだ、在宅の世界に来て日が浅いから。**在宅緩和ケアは病院のそれとは、あまりに世界が違う**から、戸惑っていたのかもしれんな。

――それで、酒森先生が〈では、紹介状を用意して持ってきて欲しい〉と言うので、私は〈今日、伺えます！〉と伝えると、〈お休みに入るから、明後日まで対応できないけど、今、A総合病院にかかっているなら安心ですから〉と言われました。そのときに、話がうまく伝わっていないように感じました。敬遠されているのかな、と。そういうマイナスなことが重なっていき、**結局、私は有名医にお願いするのはあきらめて、家の近くの在宅医を探し始めたんです。**

＊7　**CVポート**：CVはCentral venous nutritionの略。血管内に刺した細い管を手術によって皮下に埋め込み、抗がん剤や高カロリー輸液を体内に入れるための器具。

⑨ 肺がんなのか？　ＣＯＰＤか？

長尾　肺がんの在宅看取りは難しいと思っている在宅医は結構いるようです。僕は三年前、日本肺癌学会に呼ばれて〈**肺がんは最も在宅医療に向いている**〉という講演をしたこともあります。肺がんで穏やかに自宅で亡くなった人の映像も（患者さんご家族の許可を得て）、何本か見てもらいました。実際、僕らが診ている肺がんの人は、家に帰ったら酸素はゼロです。

――在宅では酸素ゼロ？　ちょっと信じられません。

長尾　肺がんの患者さんの場合、その多くは病院からは大量の酸素をつけたまま退院してきますが、それを嫌がる方は徐々に外していくことがあります。

一方、僕がまだ元気な時から外来で診ている肺がんの患者さんで、大変な状態の人もいっぱいいますが、皆さん、酸素は最期までゼロなんです。先の日本肺癌学会でもそんなお話をしたけれど、病院の先生方は口をあんぐりあけたままでした。信じてくれていない専門医も多かったみたいですが。

——父もA総合病院からの退院時、酸素をつけて帰ってきました。

長尾　お父さんの退院時の酸素は、肺がんではなく、おそらく**COPDのためのものだったのでしょう。**ＣＯＰＤには酸素の適応があるのです。一方、肺がんそのものには酸素の適応が、基本ありません。もしその人が楽になるのなら吸ってもいいけれど。お父さんは退院時、何ℓの酸素をつけられましたか？

——１ℓです。

長尾　ということは、やはり、ＣＯＰＤに対する酸素だと考えます。純粋な肺がんの酸素であれば、10ℓの酸素をつけて帰す病院もあるくらいやからね。最大が５ℓの機械を二台連結するなんてこともあったな。

——でも私は、なんで1ℓの機械なのかと、とても不安で、不満でした。

長尾　それ以上の酸素になると、COPDの患者さんの場合、二酸化炭素中毒になってしまうのです。充分に息を吐けなくなり、意識障害に陥ってしまうから。しかしそれも、自然のセデーションと言うか、神の恵みかなと思うときもあるけどね。**最期まで意識があるほうがいいのか、無いほうがいいのか。それは誰にとっての話なのか。なんとも言えん話や。**

——我が家に入れてもらった器械は3ℓまで対応できました。

長尾　それを決めたのは、A総合病院の主治医さんですよね？

——そうです。でも、今、長尾先生が言われたような説明は、病院からは一切ありませんでした。なぜ1ℓなのか説明が欲しかったです。

長尾　普通はそこまでの説明はしないでしょうね。してもわからないだろうから。

僕はできるだけわかりやすい言葉でしますけどね。とにかく、あなたはいろいろ調べ過ぎてしまったようだ。一生懸命勉強して調べたからこそ、疑問も不満も増えたのではないでしょうか。

――酸素量に疑問を持ったのは、父の死後のことです。窒息死のように死んだから、**もしかしたら酸素が足りなかったのではないか**と考えました。でもそれ以上に、後からA総合病院の主治医の話を聞いたり、紹介状などを見ると、COPDとはどこにも書いていないことに驚きました。だって、十年前に父はA総合病院に、COPDで入院していたのに。しかもその呼吸器内科の主治医は、父の死後の面談で、酸素が足りなくて苦しんだのだろう、と言ったのです。

長尾　それはちょっと違うなあ。呼吸苦というのはね、二酸化炭素を充分に吐けない状態じゃないかな。つまり呼吸苦の原因として、もしかしたら肺がんよりもCOPDの病態のほうが優位だったのではないか。

――では、父がCOPDの末期だったとしたら、そもそもA総合病院も見立てを間違えていたということですか？

長尾　そういうことかも。がんという括りでしか、お父さんの身体を診ていなかった。A総合病院の主治医は、呼吸器内科の先生だったんですよね？　入院中に、呼吸器の専門医のアドバイスはなかったの？

——なかったです。

長尾　大病院は超縦割りですからね。がんもわかる、呼吸器もわかるという医者は少ない。じゃあ、今、お父さんの身体の中でどっちが悪さをしているのだ？　と**総合的な視点で診られる医師が少ないのですよ。**お父さんの場合は、「肺がん」という病名だけが一人歩きしていった印象があります。

——あえて訊きます。先生、では、COPDの終末期は自宅で平穏死できないということでしょうか。

長尾　それはなんとも言えんな。ＣＯＰＤは臓器不全症です。今さらあなたにこんなことを言うのは酷ですが、場合によっては、気管内挿管をして、その急場は乗りきり落ち着いたらまた外す、ということが出来た可能性はあり得る。

――父は、肺がん死ではなく、ＣＯＰＤ死だった……？

長尾　実際に患者さんを診ていないから断定はできません。しかし、今の話を伺うかぎり、その可能性はあるのでは。家族にとっては理解しがたいかもしれませんが、がんのステージ４だからといって、がんで死ぬとは限らないのです。病院の医師は在宅医の仕事なんて緩いと思っているでしょうが、私はよく、看護師や部下にこう話します。**〈ステージ４で自宅に帰ってきたからといって、がんで死ぬとは思うなよ〉**と。それくらいシビアに経過を診ていきなさいと教えます。

⑩ 笑顔・おしゃべり・そしてアイスクリーム

――そんなこと、誰も言ってくれなかった……。それでようやく退院できたのは、5月9日です。介護タクシーを呼びました。車椅子を押して病院のドアを出た途端、ふわっと気持ちのいい風が私の頬を撫でました。父の方を見ると顔が和らいでいて、外はいいなあと思っているのがわかりました。そのほどけた顔を見て、ああ、**私は間違っていない。退院させて良かった**と心から思ったのです。

三週間ぶりに外の空気を吸った直後はとても気分が良かったようですが、その後すぐに、父は介護タクシーの中で苦しみ出しました。リクライニングの車椅子のまま介護タクシーに乗せたのですが、出発して十分後くらいから、息苦しさを訴えていました。酸素を出す器械は、息を吸わないとピーピーと鳴りだすんですね。それが鳴りやまないのです。〈苦しい。まだかー、まだかー〉って呻き続けました。平日の都心での移動でしたから、渋滞にはまって家まで一時間弱かかったんです。〈パパ、もう少しで家に着くから頑張って！　鼻から吸って、はい、吸って〉と、私と妹で父の手を握り声をかけ続けながらでしたので、その時間は、三時間にも四時間にも感じました。だからといってもう病院に引き返すこともできないですし、あの車中の出来事は、もう思い出したくないほど怖かったです。

長尾　大変でしたね。家に着いたとき、お出迎えはありましたか？

――お出迎え？　誰がでしょう？

長尾　在宅医や訪問看護師のですよ。

――えっ？　医者や看護師が？　お出迎えするんですか？

長尾　**私は時間があればお出迎えすることがあります。だって考えてもみてください。救急車よりもっとごっつい車で、しかも器械付きで帰ってくるんや。**大変な状態ですよ。家族だけで、そこで何かあったらどうするの？　危ないやないの。

――そういうものなのですか？

長尾　**家に着いた瞬間から、そこで死んだら在宅医の責任が問われる**わけですからね。だから、退院して家に帰って来た患者さんと、できるだけ早く会おうとします。それで、患者さんが家に帰ってきたらまずは本人と家族の話をよく聞く。そして**〈さあ、これから元気になるよ。どう、アイスクリームでも食べてみる？〉**なんて話しかけるんです。**〈出所おめでとうございます！〉**って冗談を言うこともある。すると、僕と一緒にアイスクリームを食べてくれる人、結構多いです。家族はびっくりしているよ。帰ってくるなりいきなり食べているわけだからさ。**なんで食べているの？　病院じゃちっとも食べなかったのに！**　ってね。

退院したとき、お父さんの食事量はどうでしたか？

――母の死以降は、ほとんど何も食べられなくなりました。そしてとにかく苦しそうでした。でも、〈トモミの家に帰って、美味しいものをいっぱい食べた夢を見た〉と入院中に話したことも。せつなかったですね。あのときの父の言葉が、さらに、私の心を在宅医療に傾けたようにも思います。長尾先生の本にも、退院して家に帰ると、どの人も驚くほど食べるようになると書いてありましたよね。

長尾　その通りですよ。あなたのお父さんのように、退院の移動で疲れてしまい、元気がない患者さんには、その場でステロイド注射を打つこともよくあります。それだけで食欲が出る人も多いのです。総じて、**在宅に切り替えた患者さんは、病院にいたときよりも食べる力が出てくる**ものです。**笑顔が出る。喋り出す。ご飯をたくさん食べられるようになる。**この三点が、在宅医としての最大の喜びです。たとえ一瞬であっても嬉しい。家族も本人も嬉しい。その一瞬のために頑張っていると言ってもいい。

――家に帰ってきたとき、父に〈素麵食べる?〉と訊きました。父が頷いたので、柔らかく茹でたのを麵つゆに浸し、一本、口に持っていってあげたのです。父は苦しそうにしたまま、その一本を呑み込み、「もういらない」と手と首で合図をしました。でも、たった一本の素麵だったけど、私はすごく嬉しかったです。と同時に、退院の移動で疲れさせてしまったことで、心が落ち着きませんでした。

⑪ なぜ退院前カンファレンスは行われなかったのか？

長尾　末期がん患者さんの場合、僕のクリニックで平均在宅期間は一ヵ月半ほどです。しかしあくまでそれは平均値で、在宅一日の人もいれば、一年に及ぶケースもあります。あなたのお父さんのように、残された時間が数日かもしれない、切羽詰まっている患者さんの場合は、ご本人のいないところで、ご家族にこうお話しします。〈**帰って来られて良かった。今日、今、この瞬間が、最後の最高の瞬間かもしれません。つらいけど、覚悟はしてください。客観的に理解して、受け止めてください**〉と。

――D在宅クリニックの在宅医さんと看護師さんとケアマネさんが我が家を初めて訪れたのは、父が家に到着してからおよそ一時間後でした。退院前に、A総合病院のケースワーカーさんがセッティングしてくれていたのです。みんなで会議みたいなことをしましょうと。介護タクシーを準備してくれたのもケースワーカーさんでした。

長尾　それを**〈ケア会議〉**[*8]というのです。在宅医療を始めるときに必ず行います。介護タクシーで家に到着して一時間後にケア会議をセッティングしてくれたそのケースワーカーさんは優秀だと思います。そもそも、その前に、A総合病院で**〈退院前カンファレス〉**[*9]は行いましたか？

――やっていません。

長尾　なんでやろ？　当初の退院予定の日から一週間も伸びたのに、やらなかったのは、おかしいな。

――父が亡くなった後になって、ふつうは〈退院前カンファレンス〉というものが開かれて、そこで在宅医と会っておくものだということを知りました。

長尾　そうです。あなたのような**短期決戦型**であればあるほど、そういった準備がものを言います。やっぱり手順が大事やからね。在宅医療を始める前に、〈退院前カンファレンス〉で一度、在宅医の方と直にお話をしておくだけでも、安心して家に帰ることができるでしょう?

――そうですよね。でも私はその時点では、そういうものがあることさえ、知らされていませんでした。

長尾　病院はね、〈退院前カンファレンス〉をやりたいものなんですよ。なんでかと言うと、病院側が儲かるからです。在宅医の側からすると、安い値段で病院に呼ばれるわけだけど。おまけに実際には、**〈退院前カンファレス〉を行っても、半数の患者さんは家に帰って来られない。**〈状態が悪いため帰れなくなり、お亡くなりになりました〉と後日、病院から言われるわけです。多くの患者さんが、〈最期は家で〉と希望しながらも、〈状態が良くなったら帰れますからね〉と言われて、そのままズルズルとタイミングを逸してしまい、結局帰れずに亡くなってしまうのです。病院の医師には、後からご家族に、〈こんな悪い状態でどうして退院させたんだ！〉と訴えられるのが怖いという気持ちも働くのでしょう。しかし、本人と家族の意思が明確ならば、そんな躊躇は邪魔なだけなのです。そもそも、**状態が悪いからこそ、自宅なんやけどな。**

＊8　**ケア会議**：在宅医療を始めるにあたり、ケアマネージャーが主体となって、家族の介護負担を減らすためのケアプランを、本人、家族、主治医を含む多職種で話し合う場所。一度きりではなく、困ったことがあれば何度でも行うのが理想。

＊9　**退院前カンファレンス**：病院での入院加療を終え、自宅での療養を希望した場合に、病院の主治医と在宅療養を担当する医師との間で患者さんの病態や状況について情報を共有し、連携すること。退院前に病院で行われる。双方の医師をはじめ、病棟の看護師、理学療法士、医療ソーシャルワーカーなどの院内スタッフと、訪問看護師、ケアマネジャーなど地域の関係者が参加して行われるのが理想的だが、現実はなかなかこの通りではない。

column

誰のための退院調整か？
~もっと知りたい人のために~

最近の急性期病院では退院調整や退院支援が盛んである。入院後十日もすると入院患者さんは次の療養の場の決定を迫られる。在宅で診ていた独居の高齢者が入院した場合、二度と家に帰って来ないことがよくある。

退院調整スタッフが、「独居なので在宅復帰は無理」と勝手に判断して遠くの施設などに紹介している。認知症があるだけで次の行き先は精神病院であったりもする。入院で寝たきりをつくり、認知症を悪化させておきながら、営業に来た施設に紹介する連携室を見るたびに、「いったい誰のための退院調整なのだろう？」と思ってしまうのは私だけか。

「終末期医療の意思決定支援」という言葉があるが、その前に「療養の場の意思決定支援」はどうなっているのだろうか。本当に本人の意思が反映されているのだろうか。

特に、末期がんの患者さんの場合は、さらにひどい退院調整を見ることが少なくない。

すなわち、退院調整や退院前カンファレンスに二週間もかかるのだ。余命一ヵ月の患者さんの退院調整に、二週間もかけていたら帰れない人が出てくるのは当たり前だ。案の定、「状態が悪くて帰せません」と連絡が来た一週間後には、「病院で亡くなりました」という連絡が入ることが多い。

急性期病院の退院調整スタッフの多くは、在宅医療の現場を知らないし、見たこともないし、見たくもなさそうである。もちろん「平穏死」も知らない。現在、退院調整スタッフが在宅医療の現場を見学する試みが始まっているが、早急に必須化するべきだろう。もし、次の行き先が自宅ではなく、病院であるならば、良質な療養病床に紹介をするべきである。ケースワーカーさんの仕事は、病院内ではなく、地域にあるのではないか。

そもそも、退院支援は入院時から始めるべきである。いや、入院前から始めるべきと言われているのだが患者さんの人権を考えれば当然のことだろう。しかし現実は、院内連携に手間取り、それどころではないという退院支援スタッフの嘆きも聞こえてくる。地域包括ケアシステムの構築を本気で考えるのであれば、退院支援スタッフの教育からやらないと絵に描いた餅となるだろう。

⑫ 在宅医と病院の、責任の押しつけ合い

――私は、父の死後、いろいろと納得いかなかったことがあったため、御世話になった各医療関係者と面談をしました。**退院前カンファレンスをやらなかった理由については、A総合病院は〈D在宅クリニックや訪問看護師さんの都合がつかなかったのでできなかった〉と言い、一方、D在宅クリニックは、〈A総合病院が手配をしなかったからできなかった〉と言うのです。**責任の押しつけ合いにしか、私には思えません。もしかしたら、距離が遠かったことも影響しているのかもしれない。都内とはいえ、私の住んでいる区とA総合病院のある区はかなり離れているので。

長尾　確かに、遠いから都合が合わなかったという面はあるかもしれないね。しかし僕はいくら遠くても、退院前カンファレンスに行きますよ。患者さんも顔を見ることで安心するし、病院のスタッフと顔を合わせる貴重な機会やからね。ど

うしても行けない場合には、信頼できるベテラン訪問看護師に行かせます。僕は極力行くように努力しているけど、行かない在宅医もいると聞きます。

――しかし、長尾先生の本には退院前カンファレンスは必ずやるものだ、と書いてありませんでしたか？

長尾　本当はすべてのケースでやるべきなんです。僕は、絶対にやるべきだと言いたくて、本にそう書いているのです。そして厚労省は、どの在宅医もやっているものだと思っている。もっと言えば、**病院の医師と在宅医ではあまりにも言語が違い過ぎて、まったく話が噛み合わないこともあり、**退院前カンファをやっても、がっかりすることも多いんですよ。

――言葉が違い過ぎるというと？

長尾　**同じ医師であっても、在宅医と病院の医師は、全く違う世界で生きているわけで、本質的にわかり合えない部分があるのが現実でしょう。**だから、退院前カンファに行っても行かなくても、あんまり変わらないよ、と思っちゃう在宅医がいるのは理解できます。事務的な引継ぎの話だけであれば、訪問看護師が行けば十分なわけですしね。

――看護師さんだけでも、退院前カンファレンスは可能なのですか？

長尾　不完全かもしれませんが、それでもやるべきだと思います。病状をどこまで家族と本人に説明をしているのか、在宅医療スタッフが把握しておく責任がありますから。

――確かにそれはそう思います。5月9日の初診時にD在宅クリニックの院長である河田医師（仮名）と面接をしたときに、〈余命はどのくらいと言われていますか？〉とか、処方されている薬について訊かれました。つまり、退院前カンファアレンスをしていないので、在宅医が父の情報を何も持たないまま在宅医療がスタートしたわけです。もしも、私がここで間違ったことを伝えたのならどうなるのだろう？　と不安を覚えました。だって私、ど素人ですよ？　薬のこととか、素人への伝言でいいわけがないでしょう？

長尾　これはすごく大事な話だね。本当は、そうした引継ぎは、主に看護師がするべきなんやけどね。それで結局、退院前カンファレンスなしで、自宅に帰って、一時間後に開かれたケア会議は、どんな感じでしたか？

――河田先生と同クリニックの看護師さんが来られました。移動で疲れ切って、すぐにベッドに横になった父に、河田先生はおもむろに質問をはじめました。私が代わりに答えると〈娘さんではなくて、ご本人と話がしたいのですが〉とピシャリと言われました。そのとき、ちょっと安心したのです。家族にこれだけピシャリと言える先生だから、ちゃんとしている在宅医なのだろうと。好感を持ったのです。

長尾　河田医師はお父さんにどんな質問をしたのですか？

――他愛もないことですよ。〈きょうは何曜日ですか〉とか、〈今、苦しいですか〉とか。

長尾　苦しいですか、という質問にお父さんは？

――大丈夫です、と答えていました。ほんと大した質問ではなかった。

長尾　それは大した意味があるんです。たとえば意思決定能力がどれぐらいあるのか、とかね。認知症を疑っているわけじゃないけど、御本人がどんな状態にあるのかを世間話のなかで探っていくのです。

――その後で、河田医師は私と面談をしました。A総合病院からどんな薬を処方されたのか尋ねられました。MSコンチン[*10]だとか、リンデロン[*11]だとか、あと便秘薬。そういう薬の名前を答えました。

長尾　それも当然やるべきこと。退院前カンファレンスをしたとしても、抜け落ちていることがあるから、ケア会議の場でもう一度確認をするのが常です。それともう一つ、介護する家族が、どれくらい薬のことを理解しているかどうか、ある意味、ご家族を試している部分もあります。

——ちょっと話がそれますが、うちの父、全然食べていないんですよ。食べていないのに便秘薬を出すのか！　とちょっと驚きました。

長尾　それは、モルヒネの副作用対策として必ず出します。そういうマニュアルがあるのです。

——でも、すごく大きな錠剤です。こんな大きな薬、もう父は飲めないと呆れましたね。それから、河田医師から、**〈余命はどれくらいと言われていますか？〉**と訊かれて、はたと気がついたのです。A総合病院の主治医は、父の余命について、まったく私に話してくれていなかったことに。というか、入院しているあいだ、一度もちゃんと主治医と話をしていなかったと、退院してから気がついたのです。

長尾　そういうことはいくらでもあります。療養型病院[*12]に半年、一年も入院していても、**主治医と一回も話していない、さらには、主治医の顔を見たことがない、**なんて話はいくらでも聞きます。

——そもそも何をもって主治医というのですか？

長尾　医療法上、担当する医師というだけのことですよ。法律上、主治医を決めないといけないんです。

——A総合病院の主治医と話をしたのは、入院と退院のタイミングの二度だけです。退院のとき、ベッドから車椅子に乗せて帰ろうとしていたら、「（ここに）帰って来てもいいからね」って。そのことだけは必死に、目を見て言われましたね。三週間も入院していて、主治医との会話はそれだけでした。

長尾　それはちょっと、在宅医の僕からすると納得いかないなあ。いっそ突き放されたほうがスッキリするのに。家に帰る時は病院の医師は冷たいぐらいが丁度いい。そのほうが本人・家族の迷いが消えて、最期まで在宅療養を楽しもうという覚悟もできるのです。

＊10　**MSコンチン**：モルヒネを有効成分とするオピオイドと呼ばれる部類の鎮痛薬。持続する鈍痛に効果が高く、一般的な鎮痛薬が効きにくい各種のがんの痛みに有効。

＊11　**リンデロン**：ステロイドの塗り薬。

＊12　**療養型病院**：急性期の治療が終わったものの、自宅での療養が難しい、慢性期になった患者さんが入院し治療を受ける療養病床を持った病院。急性期病院は、基本的には一ヵ月以内、長くても三カ月以内に退院となるが、療養型病院は、入院期間の制限がないため、長期療養が可能となる。急性期病院に比べ、医師や看護師の人数は少なくてよいとされている。

⑬ 在宅看取りに「覚悟」がいるなんて、聞いてません！

――でも、**〈いつでも帰ってきていいですよ〉**って病院の先生から言われれば、家族には安心感も生まれます。

長尾　そやかてあなた、**親を家で看取りたいから退院するって言うたんやろ？**　それなのにこんなことを言うのは、ある意味、無責任な善意でしょう。ただのリップサービスというかね。家族の覚悟が揺れちゃうじゃないか。そもそも恋人と別れるときにさ、また俺のところに戻って来いと言うのが、いい男かい？　逆でしょうよ。二度と帰ってくるな、幸せになれと言うのが本当にいい男だと思うけどな。

――話が飛躍してますよ……。

長尾　**〈ここから先は、何かあれば在宅医の先生に全部相談してくださいね。もう在宅医経由でしか僕は話を受けませんから〉**と言うのが、病院からの正しい送り出し方ですよ。病院の医者が、困ったことがあればいつでも戻って来いと言うから、何かある度にすぐに救急車を呼ぶ家族が年々増えるんやないかな。それで救急の現場が疲弊しているんですよ。

——確かに、もう在宅医にバトンを渡したわけですからね。長尾先生のお気持ちはわかりました。でも、A総合病院には緩和ケア病棟があった。看取り体制も十分にあるし、緩和ケアも完璧だと。だから、緩和ケア病棟で看取るという選択もある、と先生は言いたかったのだと思います。

長尾　そう言うけどね、**大病院の緩和ケア病棟って、とても狭き門**なんだよ。現実には、緩和ケア病棟が空くのを待っているあいだに、一般病棟で亡くなることが多い。人気があればあるほど、そうなる。

――だから早々と、緩和ケア病棟の予約を勧められましたよ。これは、父にCOPDがあったということも関係しているのでしょうか。

長尾　確かに呼吸器疾患の在宅医療は難しい側面もあります。在宅医の経験値に左右されるかもしれない。トモミさんはもしかすると、お父さんを緩和ケア病棟に入れなかったことを後悔しているのかな。

――**ええ、後悔しています。**あのとき、先にお話しした酒森先生の〈肺がんのお父様の最期、苦しみたくなければ緩和ケア病棟が良い場合もあります〉という言葉を素直に受け止めていたら、こんなことにならなかったと毎日後悔しています。でも、うーん、もっと根本的なことも考えてしまうわけです。**なんで、家に帰りたかったのか？**　本人も家族も、そこをもっと深く考えたほうが良かったのかもしれない、と。

長尾　当たり前やん。帰る場所があっての入院、病院なんですよ。どんなに狭くて不自由でも家が一番いいと思うわけですよ。本能的にね。

――でも、どこかの時点で、それが酒森先生でなくても、A総合病院でも、とにかく医療の専門家がもっとはっきりと私に、〈確かに家が落ち着きますね。家族にも囲まれて最期を過ごせていいですね。だけど、楽に死にたいのならば、絶対に病院ですよ〉と言ってくれていたら……。

長尾　**でも、お父さんは〈家に帰りたい〉としきりに言ったのでしょう?**　病院にいるからつらい、家に帰れば楽になるだろうと。

――はい、だからあのときは、その想いに押されちゃったんですけど。

長尾　そうか。酒森先生がなぜ、緩和ケア病棟を勧めたのかがわかるような気がしてきました。つまり、あなたが覚悟を決めていなかったからです。あなたのように、**病院か?　自宅か?　との迷いで日々揺れている家族とは信頼関係が築きにくい。**もしかしたら僕も、そんな娘さんに相談されたら、〈じゃあ、緩和ケア病棟に行ったら?〉と勧めてしまうかもなあ。

――えっ？　さっきとお話が違うじゃないですか！　また私を悪者にするのですか？　そもそも長尾先生は、**〈在宅医療には覚悟がいる〉**など、どこにも書いていませんよね。これだけ在宅、在宅と、市民を啓蒙《けいもう》、いえ、煽《あお》っておいてさ、看取りに失敗した家族には〈覚悟がない〉で片付けるなんて……残念です。ちょっと、いや、とてもがっかりしました、今。

長尾　悪者になんてしていないよ！　**在宅看取りができる家族と、できない家族がいる**という話です。そういう心構えを、在宅医とじっくりお話をする時間がなかった、覚悟を促す人がいなかったというのは、あなたにとっての不運だったと思います。在宅医療を決めたご家族との話し合いに、僕なら最低一時間、それでも駄目なら二時間だってかけることがあるよ。そこで家族は、自ずと覚悟が芽生えるものです。

――私は長尾先生の本を読んで、漠然と〈在宅が絶対良い〉と思ったわけで、それで酒森先生に相談に行ったら、覚悟を促されるどころか、〈緩和ケア病棟の方が良い場合もある〉と言われたわけです。**私はどの段階で、誰に覚悟を促されるべきでしたか？　すべての医療者が、〈患者さんの希望ですから〉で済ますのなら、プロとは一体、何をする人ですか？**

長尾　在宅医療のプロとは、本人と家族が覚悟を持てるように、上手に話し合える環境を整える人です。医師とは限りません。訪問看護師やケアマネさんの場合もあります。敬愛する立川在宅クリニックの井尾和雄《いおかずお》先生はいつも、**〈三者の覚悟〉と言われます。患者、家族、そして医師です。**特に医師の覚悟を強調しています。**医師の覚悟が無いと、家族も覚悟できないからね。そしてこの三つが揃わないと、在宅看取りには至らない。**今回は、まず医師の覚悟が無かったように思います。あるいは病院の先生も、もう少しハッキリものを言って頂いたほうが良かったのではと思います。在宅に送り出す側にも、それなりの覚悟が必要だったのではと。要するにあなたのお父さんにかかわったどの医者も覚悟を示さないまま、たらい回しになっているような印象を受けました。在宅、在宅という国の掛け声のなか、一番大切である本人の意思尊重、そしてみんなで本音ベースで話し合おうという視点が抜けていたように思えてなりません。

⑭ 在宅医に必須なのは、医療用麻薬の知識と看取りの経験

――D在宅クリニックの院長である河田先生とは、5月9日、父の初診時にこんな会話をしています。実はその様子を録音していたのです。今からそれを読み上げますね。

河田医師「どんな薬が出てます？」

――錠剤が出ていますが、大きすぎて飲めません。

河田医師「座薬と浣腸を出しておきます。あと、聞きたいことは？」

――モルヒネですが、おなか（皮下）から点滴を入れるということは（ＰＣＡポンプのこと）在宅でできますか。オプソをもらっていますが、飲めなくなったときはどうすればよいですか。

河田医師「座薬を出しておきましょう。では、ボタンを押すと薬剤がでる機械がありますので注文しておきます」

——お願いします！　飲むのも苦しそうなので。すぐにでも。
河田医師「あとは何か訊きたいことはありますか」
——訊きたいことですか……。今は、便秘と、麻薬のことくらいです。
河田医師「何かあったら呼んでくださいね。次の訪問は、十日後の金曜日になります」

長尾　なるほど。一つ気になることがあります。河田医師からは、フェンタニルパッチという貼り薬の麻薬の提案はなかったのですか？　薬が飲めないのであれば座薬もいいですが、その前に貼り薬での麻薬で土台を作ること。がんの強い痛みを抑えることができる。成分のフェンタニルはモルヒネよりも強力で、非常に少ない投与量で同等の鎮痛効果があるんです。

——そんな薬の提案はなかったです。

長尾　そこで座薬だけでの緩和ケアというのは、僕から見ると中途半端な選択だと思う。末期がんの患者さんで病院から自宅に戻り、在宅療養を開始する時に私が真っ先にすることは、麻薬の量の確認です。座薬はね、レスキュー製剤といって、持続的な痛みではなく、一過性の痛みに臨時で使うものなんです。その前に、持続的な痛みを抑える土台となる痛み止めをまずは考えるべきなんです。

――それはオプソをもらっているからではないですか？

長尾　違います。モルヒネの液剤であるオプソはレスキュー製剤であり、土台があってこそのオプソなんです。オプソだけでの緩和ケアというのは、ありません。まずはMSコンチンという土台が必要。しかもその痛みが取れる量を決めるタイトレーション（至適用量設定）を行わないと痛みが取れない。

――そんなの私に言われてもわからないです。〈何か欲しいものはないか〉と訊かれたとしても、素人の私に薬の知識があるわけがない。それに後の面談では、看護師が、**〈夜中に医者を呼んでもその場にある薬で対応するだけだから、あの時、何ができたかはわからない〉**と言っていました。それと、ケア会議のときに河田医師にPCAポンプをお願いしましたが、結局手配が間に合わないまま父は死にました。後から河田医師は、在宅医は薬がない、機械がないと言い訳をしていました。在宅医が24時間365日対応でも、薬局や機材の会社がそうではないということを、今回初めて知りました。家族としては不安です。

長尾　河田医師という人は、初期量のMSコンチンだけがベース（土台）だと思っていたのかもしれません。もし初期量のMSコンチンで充分な痛みの緩和ができなければ徐々に増量するなり、早々と次の手を考えなきゃ。もし口から錠剤が飲めないのなら、フェンタニルパッチへの変更を考えるんやけどな。そのとき、河田医師とは何分くらい話をしたの？

――三十分強でしょうか。

長尾　看護師さんは？

――何も言いません。黙って聞いていました。

column

～もっと知りたい人のために～現在使われている、痛みを緩和する薬

痛みには、「慢性疼痛《とうつう》」と「がん性疼痛」がある。

慢性疼痛とは、予測される時間を超えて持続する痛みで、進行がん以外による痛みのこと。

一方、がん性疼痛は、文字通り、がんによる痛みのことだ。

どちらも、「WHO方式がん性疼痛治療法」にしたがって医療用麻薬を使う。

医療用麻薬とは、法律で医療用に使用が許可されている麻薬のこと。適切な処方量は、患者さんによって異なるので、痛みの程度を見ながら調節していくことが大切だ。この作業を「至適用量設定（タイトレーション）」という。階段を上るように増やしていくこともあるが、減らすこともある。

慢性疼痛の場合は、医療用麻薬のうちコデイン、モルヒネ、フェンタニル貼付剤が、医療用麻薬以外では、トラマドール、ブプレノルフィン貼付剤が保険適応となる。がん性疼痛の場合は、第一段階として「非オピオイド鎮痛薬」を選択し、

それで鎮痛効果が十分でなければ、「オピオイド鎮痛薬」（医療用麻薬）を使用する。「非オピオイド鎮痛薬」には、NSAIDs、アセトアミノフェンがある。「オピオイド鎮痛薬」には、コデイン、トラマドール、モルヒネ、オキシコドン、フェンタニルなどがある。

定期的な投与に加え、一時的な強い痛みには、レスキュー・ドーズ（臨時追加投与）を併用する。つまり、ベース薬と頓服をうまく組み合わせて、痛みとしっかり向き合うのだ。

末期がんによる激しい痛みがあるのに、頑なに医療用麻薬を拒否する患者さんは少なからずいる。しかし、決して怖いものではなく、中毒になることも、命を縮めることも決してないことをゆっくり丁寧に説明すると、ほとんどの人が納得して使用を開始する。

末期がんの患者さんが在宅医療を開始する場合、患者さん本人と家族に、こうした痛みを緩和する薬の説明をしっかりしてくれるかどうかも、在宅医選びの一つの基準となるだろう。

⑮ バッドニュースの伝え方

長尾　あとね、もう一点、僕が疑問に思ったことがある。本当にこのとき、河田医師は、次の訪問は十日後になりますって言うたの？

――はい。だから私は、じゃあ、父は十日はもつんだ、生きてくれるのねと、ちょっとほっとしたのです。

長尾　ようわからんな。鈍感過ぎるよ。そんな状態やったら、一日単位で、まさに日々刻々と患者さんの状態は変わっていくのに！　**〈大事な時間ですから、毎日でも来ますからね〉と言って家族も本人も安心させるのが在宅医の役目**やんか。在宅医療を始めて最初の一週間が一番大切やから、医師も訪問看護師も注視していなければいけないのに。その河田医師という人は、がん患者さんの在宅看取りをあまりやったことがないんじゃないのかな？

――いえ、だから事前に、父の退院間近のときに私はこのクリニックにちゃんと電話で尋ねたのです。〈おたくは末期がんの患者を診ていますか〉と。だって、がんの看取りの場合は、在宅医を選ぶときに事前にそう確認しなさいと、長尾先生の本にも書いてあったでしょう？

長尾　それって寿司屋に電話してね、〈おたくの店、まぐろ置いてありますか？〉って訊いているようなものなんだよね。どんなに安い外国産の冷凍まぐろでも、大間のまぐろでも、まぐろはまぐろだ。大都市には、外来を行わない〈在宅専門クリニック〉という看板を掲げる医療機関が多くあります。ちなみに尼崎はゼロですが。そのなかには、有料老人ホームなどからキックバックを貰うなど、ビジネスと直結している〈在宅専門クリニック〉もあると聞きます。金儲け至上主義です。

一方、僕のような町医者、つまりかかりつけ医がやる在宅は外来診療と並行して行うため、さまざまな病態の患者さんに臨機応変に対応しています。在宅専門とかかりつけ医型とでは、訪問に対するスタンスが少々異なる面もあるのかもしれません。在宅専門のなかにはたくさんの在宅患者さんを扱うため、多少マニュアル的になっている所もあるのかも。そんな事情から十日後と言ったのかもね。

――いいえ、先生、D在宅クリニックは外来もやっています。在宅専門ではないようです。病院のホームページも、いたって普通のクリニックです。

長尾　じゃあ、ただ単に勘が悪いだけなのか。いや、腕以前のことかもしれない。それで、河田医師は十日後にまた来ると言ったけど、訪問看護師さんは次はいつ来ると言いましたか？

――（手帳を見ながら）ええと、退院した5月9日が火曜日で、その後、水、金と二日間来ています。

長尾　そういうときは、在宅医は帰り際に、家族とだけ話せる機会を伺うものです。たとえば、外に出て、車に乗るまでの間とかね。そこで、**〈さっきご本人の前では十日後にと申し上げましたが、もしかしたら今晩にでも窒息、痰を詰まら**

せることもあるかもしれません。そうなったらいつでも電話をくださいよ〉とい
ったふうに話を切り出すんやけどな。

――そうなんですか……知りませんでした、まったく。

長尾 在宅医の善《よ》し悪《あ》しは、バッドニュースの伝え方で決まると言ってもいいの
です。ご家族のご様子、顔色を見ながら、**いかにショックを受けさせないように
してバッドニュースを正しく、上手に伝えるか？** それが在宅医の腕なんや。

――バッドニュースどころか、あと十日は生きられるんだ！ って私はグッドニ
ュースに頭の中で変換したのです。でも、〈十日後に来ます〉というのは、父が
いないところで、別の部屋に入ってから言っていたわけだし、後に河田医師は、
〈そんなにすぐに死ぬとは思っていなかった〉と発言しているので、すぐに急変
するとはまったく想像していなかったはずです。

長尾 それ、全然あかんやん、いや、普通レベルと言ったところか。

――普通のレベルの在宅医なんですか？　これで？　嘘でしょ？

長尾　いろんな在宅医がいるからね。まあ、普通のレベルですよ、河田医師という人は。たとえば、先もお話しした大橋巨泉さんの場合、家で元気になろうと決意していたご本人に、初対面の在宅医がいきなり、**〈どこで死にたいですか？〉**と訊いたわけだよ。そういう、一人の人間としての常識に乏しい在宅医も残念ながらいるのです。まあ、在宅医療推進の負の側面やから、あんまり大きな声で言うたら国に怒られるかも。

――河田医師は後日、〈見立てを間違えた。でも僕も十年在宅をやっているので、僕ができないことは他の医者もできないと思う〉と言いました。

長尾　なんやそれ。俺ができないことは他の医者もできないと思うって？　よく言うよ。

——同じことを意図しても、どういう言葉を選んで、どういうふうに患者と家族に言うかで、まったく違う関係性になる。先の、〈どこで死にたいですか〉というのも、もっと違うシチュエーションで、もっと違う訊き方があるということを長尾先生は言いたいわけですよね？

長尾　そうですよ。**どんな関係性を築けるかは、すべからく言葉で決まるわけです。**恋愛だって同じでしょ。男女の関係と同じくらい、在宅医はその相手相手、そのシチュエーションによって、同じことを訊くのでも、違う言い方を考えるべきなんだ。それが寄り添うということですよ。**だけど、言葉の選び方がなっていないというだけでは、悪い在宅医とは言えません。**僕の場合はね、その部分においては、訪問看護師に相当カバーしてもらっているから、成り立っているのだと思う。在宅医が忙し過ぎてできないときは、訪問看護師ができればいいと思います。本来、看護師さんのほうが医師よりも患者さんに近い位置にいるわけで、医師よりずっと確実に患者さんの感覚を理解できるはずなのです。河田医師がどこまで訪問看護師と連携が取れていたのかも気になりますね。

まあ、河田医師は、平均的というかね。医者ってね、空気読めない人間の集まりなんだよ。だけど僕だったら、たとえ初診のときに時間がなくて三十分しかお話ができなかったら、**〈明日か明後日にでもまたもう一度来るから、ゆっくり今後のことを話そうね〉**と言って、安心してもらってから帰ります。〈一時間か一時間半くらいは時間を取るから、家族みんなが集まれる時間を教えてね〉、と。

――でも、河田医師は妙に自信はある感じでした。上から目線というか。もしあのとき、もう少し時間的余裕と精神的余裕が私にあれば、〈あ、この医者とはちょっと合わないかも〉と考えて、他の在宅医を探して相談していたかもしれないです。そうだ、思い出しました、最初に我が家に来たとき、河田医師は開口一番、〈机はどこですか〉と訊いてきたんです。

長尾　机？　なんで？

――まず、書類を書かないといけないからと言って、**父の姿を見る前に、机を探したんです。それでノートパソコンを取り出しました。**

長尾　それだけで、全然あかんやん。失格やで。僕は、書類は看護師や事務員に書かせているけどなあ。そんな時間がもったいないやん。**パソコンを叩く時間があれば、その分、たとえ一秒でも長く患者さんのお顔、いや眼を見ておくべきなんだよ。**河田医師は、年齢はお幾つくらいでしたか？

――46、47歳くらいでしょうか。飄々としている感じです。〈僕は若く見えますけど、これでも年取ってるんです、キャリアはありますから〉、みたいなことを言っていました。

長尾　年齢とかキャリアだけじゃないよ。在宅医療はそんな甘い世界ではない。

⑯ 凪《なぎ》の時間。残された日々を濃密にするために

長尾　結局、お父さんの在宅期間は何日間でしたか？

――四日間です。短か過ぎました。

長尾　でもね、そんなケースは、実はいくらでもあるのです。退院してわずか三日という人も、なかには半日という人だっているのです。この人はあとどれくらい生きられるのかと、常に在宅医は考えていなければならない。**あと三日だと感じたら、健康な人の三ヵ月分くらいの濃密さで時間とエネルギーを割かないと、在宅医療は成立しない。**残された時間をぐーっと濃密にするために、大急ぎで関係性を築くものなのです。在宅医も、訪問看護師も、それは同じ想いですよ。

――退院した翌日、5月10日はわりと穏やかでした。凪《なぎ》の時間でした。看護師さ

んも来てくれましたし。食べられたのは、先にお話した、退院した日の素麵一本だけですが。水を飲むだけでした。穏やかと言えども、息は苦しそうでしたが。

長尾　点滴は？

――退院してからは、しませんでした。

長尾　それは良かった。死に向かって、お父さんは脱水が進んでいる状態なのです。**終末期の自然な脱水状態になっているから、点滴をしなかったのは正解でしたね。**喀痰の吸引は？

――しませんでした。痰の吸引は、入院していたときから一切していません。

長尾　**痰の吸引が入るともっと苦しかったことでしょう。**今のお話からすれば、河田医師は優秀な在宅医だったと思いますよ。だって、食べられないというだけで、〈わかりました。一日2ℓの点滴をしましょう〉と言い出す未熟な在宅医も少なからずいるのです。退院の翌日、お父さんが穏やかだったのは、自然の脱水があったからだと思います。徐々に水分含量が体内から減っているから、心不全症状とか喀痰でゼコゼコすることもなく、落ち着いて過ごせたのでしょう。自然な経過に任せた先にある、終末期の小康状態を保てたということですね。

——でも、終始喉は渇いていました。口で息をハアハア吸っているから、すぐに乾燥するのです。それでも死ぬ直前まではお水を一口ずつ飲めていたし、だんだん減ってはいきましたが、オシッコも出ていました。

長尾　**死に向かって徐々に渇いて枯れていく**のは自然な経過なのです。自然な死に方とは何か？　と問われたら、僕は、枯れるように死んでいくことだと答えますね。ではその反対とは何かと問われたらそれは、溺れながら死ぬということです。**人生の最期の十日間に過剰な点滴など延命治療をした人はみなさん、咳や痰で苦しみ、ベッドの上で溺死している**んですよ。人は生まれたとき、体重の約八割が水分です。成人したときには、約六割。そして高齢者になると半分になり、平穏死する寸前は約四割まで減ります。その先に平穏死があります。

column

人が亡くなっていくとき①

~もっと知りたい人のために~

人が終末期に入り、やがて自然な死に導かれていくときに、一般にどのような症状・状態が見られるものなのでしょうか。

死の1週間以内に出現する主な症状

意識↓意識障害が出現する。傾眠傾向となる。

言語↓発語が減ってくる。発音ははっきりとしなくなってくる。

表情↓注視能力がなくなってくる。表情が乏しくなる。

栄養↓食事がとれなくなってくる。水分の摂取量が減ってくる。

排泄↓トイレに行けなくなる。

⑰「鼻カニューレを口で咥えて」と看護師は言った

――それは私も、長尾先生の本を読んで理解していました。そのまま枯れて、自然な脱水とともに穏やかに死んでいけるのだと、信じていました。でも、父が穏やかだったのは、退院当日だけです。いえ、もっと正確に言えば、退院してから12時間ももたなかった。その日の夜半からは、ああーっ、ううーっと苦しそうな声をあげました。あとは「水をくれー、オシッコー」と、その繰り返しでした。

長尾　病院にいたときと、そのときでは、どちらが苦しそうでしたか?

――同じくらいですね、家に帰って来たら急激に苦しくなったとか、そういうわけではないですね。

長尾　家に帰って来たという喜びよりも、呼吸苦のほうが……。

――勝《まさ》りました。退院当日の夜から勝ったのです。だから、父が本当に在宅を楽しめたのは二〜三時間。いえ、二時間もなかったかもしれませんね。あとはだんだんと苦しさが増していったんです。あーっ、あーって。

でも、その時点では、家に帰ってきたことに後悔はなかったのです。凪の二時間は、本当に嬉しかったですし。**何よりも父の穏やかな顔が見られて、私も本当に安堵しました。帰って来られて良かったねってと言うと、父も深く頷きました。**

長尾　テレビを見たりは？

――テレビなんてもう、一ヵ月前から見られなかったです。うるさいって。

長尾　ふだんテレビを見ている人が見られなくなったら、だいたいあと一ヵ月以内だと僕らは思います。

――**音には敏感になっていました。** 無音の部屋でじーっと天井を見て、はあっ、はあって。テレビの音などがあるとすごく疲れちゃうみたいで。だから、家の中はほとんど無音にして、子ども達にもおとなしくしてもらって、あーっ、あーって父の声だけが……。つらかったです。

退院の翌日の朝、訪問看護師さんが来たときに酸素マスクを本人が直接希望しました。前の晩から〈鼻からでは呼吸が苦しい〉と言い出したので。

長尾　鼻からの呼吸が苦しいというのも、COPDの症状だよ。

――酸素マスクの相談をしたら、看護ステーションには大容量のものしかないと。それで、**〈カニューレを口に咥えてください〉**と言われました。

長尾　それはすごい話やな……。**なんでその時点で、在宅医が飛んで来なかったんやろう？** 目の前で苦しんでいる患者に、カニューレを口に咥えろ？ そんなこと言う看護師、見たことがないよ。そのタイミングで、訪問看護師が在宅医に電話をしてすぐ呼ぶだろう、普通は。

――そのときの看護記録にはこう書かれています。
〈午前9時過ぎに娘様より電話があり、苦しそうで酸素マスクが欲しいと連絡あり。（中略）本人からマスクにして欲しいと希望がある。医師に確認することを説明するが、早く欲しいと声を荒げる〉

長尾　信じられない対応やね。

――だけど、本人は一瞬、騙されるわけです。カニューレを口に咥えて、小一時間は呼吸が楽になったと勘違いしていたみたい。でも実際は、呼吸困難を解消できてはいませんでした。パパ、苦しかったんだろうなあ……。

長尾　それはおつらかったと思います。**こういうときこそ医者が必要なんや！**　僕だったら駆けつけて、まず、背中をさする。手で触れてあげることは、本当に大事。それだけで不安が軽減されます。それでステロイドとか、睡眠薬を飲ませます。緩和ツールとしての睡眠薬です。それだけでも、すごい楽になるよ。ちょっとウトウトするけど。

――そんな対応、一つもなかったです。ステロイドも睡眠薬も、そんな提案は、訪問看護師さんからは何もなかったです。そのときはただ、カニューレ咥えさせて終わりですよ。それで、私が自分のために勝手につけていた、飲ませた薬の記録と、何時にオシッコが出たかという記録だけを写真に撮って、帰って行きました。そのときの私のメモにはこう書いています。

〈相変わらず、血中酸素量が測りづらいが95ぐらい〉。

長尾　え？　血中酸素量が95？　充分じゃないか。ということは、もう典型的な**COPDの終末期**[*13]じゃないか。それは苦しいよ。息が出せないという状態ですよ。極端に言えば、息が吸えなくなるのが肺がんの末期だとしたらね、お父さんは息が吐けないCOPDがメインの病態だったんじゃないの。だから酸素濃度はあまり下がらなかった。たとえ酸素を10ℓ吸っても、この呼吸苦は緩和できない。むしろ、酸素を上げれば上げるほどCO_2が上がるから、意識が朦朧とする。**そんな病態生理を看護師さんは全然わからなかった。だからこそ医者を呼ぶべきだっ**

たんや！

――そのときの看護記録にはこう書かれています。

〈医師から酸素飽和度の低下はないため、精神的なものから来る呼吸苦の可能性が高いため、リザーバー付きのマスクを使用してよいと指示がある。酸素流用は0・25ℓずつ上昇させてもよいとのこと。上限はなし〉。

長尾　酷すぎる……。

＊13　**COPDの終末期**：ある調査では、肺がんの終末期の患者と比べると、COPDの患者の終末期のQOLは低く、緩和ケアの適用が少ないことが分かっている。

⑱ 死の壁とは？

――そして、〈血圧が低下していますね〉と看護師さんは言いました。それでそのまま帰りました。看護師さんが帰った直後から、**父は暑がって服を脱ぎだしたのです。私は父の死後に気がつきました。**これが長尾先生の本にあった**〈死の壁〉だったと。**

長尾　その通りです。〈死の壁〉という言い方は、僕が勝手に付けただけで医療用語ではありません。**人は皆、臨終の前に〈死の壁〉を通り抜けるのです。その兆候として、患者さんが暑がって服を脱ぎだすという状態がある。**

――体にタオルが掛かっているだけでも苦しがったのです。5月の半ばでまだ肌寒かったのですが、窓を開けました。窓を開けて風を入れると、少し呼吸が楽になるようでした。

長尾　身体が死へと移行していく状態。生体モードが大きく切り替わる転換点。**その症状が出ると、もう、死の一日か半日前である**と私は判断し、ご家族に心の準備をしてもらいます。

――少し楽になったかと思えば、すぐに息が切れるのです。そして父は、〈**生きるか死ぬか、生きるか死ぬか**〉とブツブツと唱えだしました。それでもモルヒネを飲まそうとすると、嫌がってなかなか飲みません。とにかくモルヒネを嫌がりました。俺を殺す気か！　と。水を少しずつちょこちょこと飲ませますが、一口飲むたびに苦しがります。それでも、ずっと口呼吸をしているから口の中が渇いてきているのがわかりました。

長尾　でも、水はまだ飲めた。よく嚥下《えんげ》できていたなあ。お父さん、頑張っていたね……しかし、それはもう危篤状態でしょう。やはり一度は医師が駆けつけるべき状況なんです。

——だけど看護師さんも、その緊急性を河田医師に連絡しなかった。

長尾　いや、報告はしていると思うよ。看護師さんを責めるべきではないと思いますね。看護師さんからの報告は河田医師に行っているはずで、〈今、苦しがっていたのでカニューレを咥えてもらいました〉と聞いた瞬間に、〈何やっているんだ！〉と看護師を諭すべきなのです。そして、自ら駆けつけるか、すぐに行けなくても、直接ご家族に電話をします。

それよりも疑問なのは、肺がんの最期なのか、COPDの最期なのかよく分からない点です。ちなみに、死亡診断書の死因は何と書かれましたか？

——肺がんです。なぜ肺がんとしたのか、これも後日、D在宅クリニックに尋ねましたが、A総合病院からの診療情報提供書に肺がんと書かれてあったから、とのことでした。

長尾　お父さんはおそらく、COPDの症状のほうが強かった。そこにカニューレを咥えさせたのもどうかな。こうした場合、必要なものは酸素よりも呼吸苦の速やかな緩和、つまり鎮静だったのではないか。そして、まもなく危篤状態になるということがわからなかった……**在宅スタッフがきちんと把握しておかなければならない大切なポイントを見逃してはいなかったのか。**

――あの、在宅医って資格試験みたいなものはないのですか？

長尾　ないです。医師の資格があれば、誰でもなれますよ。あのね、僕らの世代は医局制度が主流だったので厳しい研修を受けました。ある意味、徒弟制度、いや奴隷制度でね。**医療とは、疑うことである**と教わりました。一度診断をつけても、先輩から〈本当にその診断でいいのか⁉︎〉と必ず問い質されたのです。だから常に、事件の捜査みたいに疑うことから入っていた。今はそういう徒弟制度が薄れてきている分、医者は前医の見立てをあまり疑わなくなりました。

――私も疑うべきだった……。肺がんで死ぬのだとばかり思っていた。

長尾　そんなの、素人にできるわけがないやろ。まあそんな見方をする医者もいるという話であって。でもそれが医師の仕事です。それで、次に看護師さんが来たのはいつですか？

――一日あいて、翌々日の5月12日午前です。私が当日書いた記録を読みます。〈10時15分、看護師さん来る。相変わらず、服を脱いで、オムツ一枚でタオルも掛けずに苦しんでいる。看護師さんは服着てくださいと声をかけている。なんか掛けてくださいねと言っている。私が、上に掛けると苦しいようです。服が苦しいみたいですと言うと、困った顔をされた〉

長尾　だから、着ていられないんだって。死の壁で暑い状態なんだからさ！　**最期のエネルギーを精一杯放出している状態だから、暑いんですよ。**ああ、これがウチのクリニックの看護師だったら！　〈長尾先生、今晩が危ないです〉とショートメールをばんばんよこすのに！　それは、**陣痛が来ている妊婦に、まったくお産の準備をしていないのと同じ**ことですよ。

――後から見せていただいた看護記録にはこうありました。

〈酸素マスクは届いたが苦しいと言い、鼻カニューレ使用。鼻には付けず外している。SAT（＊血中酸素濃度）79、酸素着用し87％（本人もちのSAT計で95％感知）。呼吸苦の訴えはなく、殺してくれ、と酸素装着を嫌がる。（中略）脈圧弱く辛うじて触診できるほど。水分摂取すると呼吸乱れ、肩呼吸著明となる。暑い。いいよもう殺してくれと言い、全裸で過ごされている〉

それなのに、その日の看護師さんは、私の薬と尿の記録もろくに見ず、写真も撮らずに帰っていきました。それで、土日はチェックを入れて管理してくださいと、記録表を一枚もらいました。それで終わりです。

長尾　その看護師さんは何歳くらいの人でしたか？

――若かったです。まだ20代かしら。スタッフに、一人でもベテランの人がいたら状況は変わっていたのではないか、と思います。

その後すぐに、父は**〈殺してくれ〉**と叫ぶようになりました。そして**〈お迎えを呼んでくれ〉**と。私はてっきり、天国からのお迎えのことを言っていたと思っていたのですが、どうやら違っていて、それは、**〈医者を呼んでくれ〉**という意味だったのです。その夜になってそれを理解し、父と喧嘩になりました。

長尾　お父さんと喧嘩をしたの？

――はい。**〈俺は先生を呼べってずっと言っていたのに、なんでお前は呼んでくれなかったんだ！〉**って、どんどん苦しくなる呼吸をしながら、すごい顔で私のことを睨《にら》みつけました。それが5月12日の夜、19時のことです。それで慌てて、私はもういたたまれなくなって、在宅医の河田先生に直接電話をかけました。19時すぎに。

column

~もっと知りたい人のために~ 人が亡くなっていくとき②

死の48時間以内

意識↓不明瞭、言語も不明瞭になる（昏迷・昏睡になる）。

呼吸↓浅く不規則な呼吸になる。下顎呼吸（下顎を大きく上げて呼吸をする）。

脈拍↓脈拍の緊張が弱くなり、確認しにくくなる。脈拍は頻脈、微脈、不整脈になる。血圧が低下する。

四肢↓チアノーゼ（皮膚や粘膜が青紫色に変化）が出現する。徐々に冷たくなってくる。

その他↓口唇に赤紫色の斑点が出現する。口腔内・口唇が乾燥する。視力や嚥下の力が低下してくる。

＊渡辺緑氏『高齢者の死と医療・ケア　高齢者管理の実践』（堀内ふきほか編、メディカ出版）より

⑲ 来てくれなかった在宅医

長尾　お父様を見かねて、19時に河田先生に電話を入れて、先生はすぐに来てくれましたか?

——いいえ。**〈まだ、ご家庭、ご家族でできることがあります〉**と諭《さと》すように言われました。そこで、モルヒネを一時間ずつの間隔で投与するように指示されました。〈オプソですか? 座薬ですか?〉と訊くと、河田医師は〈どちらでもよいです〉と電話口で言いました。この二つでは、効くタイミングが違うと書いてあるのに、〈どちらでもよい〉という指示に私は疑問を持ちましたが、自分で決めるしかありませんでした。

長尾　どちらでもよいですというのはつまり、口から飲めるような状態ならオプソで、飲めないんだったら座薬で、という意味だったと思います。

――そんなのわかりませんよ。なんでこちらが主治医の言葉の意味を汲み取らないといけないのですか？　逆でしょう。患者と家族の言葉の意味を汲み取るのが医師の仕事でしょう？

長尾　さっきから感じていましたが、この河田先生という在宅医は僕と同じで、正直言って言葉が全然足りないような気がする。**言葉が足りないと家族は不信感を持ちます。**私もあとで反省することがよくあるけれどね。医療を信じるか、信じられないかは、そのほとんどが実は言葉の問題なんですよ。

――態度の問題もあります。こちらが切羽詰まっていたのに、のんびりしていました。いつものんびりした口調で。なのにいつも、上から目線で。

長尾　あかんな。このタイミングで、**〈おそらく、今晩、亡くなるかも〉**、と言うべきだったし、モルヒネに関してもきちんと指示を出すべきでしたね。だって、あなたから河田医師に直接電話をしたのは、このときが初めてなんでしょう？

――はい、初めてでした。

長尾　そこでもう医師は察しないとダメなんですよ。家族はよほど追い込まれているとね。だから可能な限りすぐに駆けつけるべきやな。河田医師は、あなたの電話に〈今から行きます〉と言わなかったの？

――〈今晩ご家族でやってみて、それで駄目だったら明日行きますから〉と言いました。**行こうという気持ちが電話からはまったく感じられませんでした。**

長尾　じゃあ、僕は用があって今すぐは行けないけれど、訪問看護師をすぐに行かせますよ、みたいなことは？

――なかったです。看護師さんは、さっきお話した、暑いと言って服を脱ぎだした朝の10時頃に来て、それきりです。

長尾　服を脱ぎだした、つまり僕が言うところの〈死の壁〉が始まったのが朝の10時頃で、あなたが初めて河田医師に電話をしたのが夜の7時。9時間が経過している。**死までもう、数時間のレベルに来ていることをそれでも察しなかったというのは……**その在宅医も看護師も、鈍すぎますね。

――死がすぐそこに迫っていることは、先生に言われなくとも、私はわかっていたのです。ただ、なるべく楽に死なせたかっただけの話だったんですよ。

長尾　まあ、そうですよね。

――それだけだったのに。だから、**別に、名医さんでもない普通のお医者さんでいいの、普通の対応してくれたらそれで良かったの。**それなのに、こちらが必死の想いで電話をしても来てくれないなんて……（声を詰まらせる）。

長尾　どんな個人的な予定があっても、ご家族から只ならぬ電話があったら、プライベートを切り上げてでも駆けつける。ダメなら他の医師や看護師に行ってもらう。それが在宅医なんやけどな。

――どんどん焦っていきました。それで、私は父に、こう言いました。〈パパ、麻薬を飲まないと先生は来ないって〉。そう伝えると、あれだけモルヒネを嫌がっていた父が、必死に飲み始めたのです。

長尾　よっぽど苦しかったんやね。お父さんも、あなたも。すごいね。

――だって、家で死ぬって決めたんだもん。でも、こんなに苦しむとは、誰も教えてくれませんでした。

長尾　ごめんね、さっき、枯れて死ぬのが自然な死だというお話をしたけれど、それはね、溺れている状態なんです。

――とにかく誰か助けてくれ、という状態ですよね。溺れているのですから。死の覚悟も理屈もないですよね？　溺れている人に。

長尾　息が吸いたいのに、吸うと水が入ってくるようなものです。本当に苦しい時間だったと思います。

——しかし、あれだけ嫌がっていたモルヒネを飲ませたのに、父は楽になっていないようでした。しかも、一時間は空けないといけないから。その一時間を見守るのが本当につらかった。午後9時まで待てば、MSコンチンも飲ませられるからとじっと我慢しました。もうこのあたりから、私は父の苦しむ姿を見るのがつらくなってきました。それでようやく、待ちに待った午後9時になって、MSコンチンと座薬を一緒に使用したのです。一時間後、午後10時くらいでしょうか、すやすやと眠りだした。涙が出るほどほっとしました。

長尾　モルヒネをダブルで飲ませたんやね。セデーションみたいな状況をあなたがやったんだ。

——そう。眠ってくれた。ほっとした。それで、私もほっとして、ここで疲れ切って下の子どもを寝かしつけながら一緒に寝ちゃったんです、それでハッとして目が覚めたのが、午前3時。

長尾　あなたも限界だった。息を抜く暇がなかったよね。

――それで、しまったと思い、慌てて半ベソかいて父の部屋へ行き、顔を見ました。でもまだ本人は寝ていたので本当に心からほっとして。私も父のベッドの下の布団でまた寝てしまいました。その一時間後、午前4時前からまた、父は苦しみだしたのです。あー、あーっと呻《うめ》き始めました。慌ててオプソを飲ませたけど効果は見られず、もう限界だと感じました。それでもう一度、意を決して河田医師に電話をしたのが午前4時です。すると、河田医師ではなく、クリニックの事務長が電話に出ました。

長尾　事務長さんになんて言ったのですか？

――オプソを飲ませたが楽にならない。呻き始めました。苦しがっています。まだ一時間経過していませんが、オプソを飲ませていいでしょうか？　と。すると、〈先生に確認します〉とだけ言って電話が切れました。しかし、すぐには返事は来なくて。その間も父の苦しみが増しているので、先生の返事を待てずに、私の判断で座薬を入れました。

長尾　なんですぐ、河田医師は折り返して電話しなかったんか、疑問に思うな。**どんな深夜だろうが寝入っていようが、僕は携帯を肌身離さずつけていて、必ず出ます。絶対に目を覚ます。**それが在宅医の義務として定められているはずやけど……。

――座薬を入れた後に電話が来ました。でもそれは先生から直接ではなく、事務長さんからでした。〈やっぱり一時間空けてください〉と。教科書どおりの指示のみでした。〈見てられなくて、もう入れちゃいました〉と言ったら、〈そうですか……〉とだけ言って。その先の指示がないので私は電話を切りました。

⑳ 24時間365日対応なんて、嘘じゃないか！

長尾　なんやそれ!?　事務長がそんな大切な指示を出していること自体がおかしいよ。そうした指示は医師と看護師以外はしてはいけないはずやけど。事務長がやったら法律に抵触する可能性がある。

――そのときに思いました。**〈24時間365日対応〉って言っていたのに、嘘じゃないかって。**長尾先生、あらためて確認しますが、在宅医というのは24時間365日対応するのが義務なんですよね？

長尾　そうです。それが、在宅療養支援診療所の要件[*14]なんです。だから、これは厳密にはルール違反です。

——今お話ししたように、私はオプソから一時間も空けずに座薬を入れました。一時間空けろと指示されたのに私はそれを守れなかった。これに対して、何かその直後にアドバイスというか、意見があってもいいはずなのに、何もなかった。

長尾　だからその時点で、様子を見に、すぐに訪問看護師を行かせるべきなんよ！　その指示すらないのはおかしい。言い方は悪いけど、**行くべきときに行かない医師を、悪徳在宅医と呼ぶのではないか**と。

——実はこの件に関しては、後からこの事務長の都築氏（仮名）に書面で問い合わせています。以下がその回答です。読みます。

〈小職から河田先生に、ご家族の判断でモルヒネを連続投与したことは伝えておりません。苦しむお父さんを見かねて医師の指示と異なるモルヒネの連続投与をしてしまったことは、元に戻すことはできません。医師・看護師等が常駐し多くの薬を持つ病院の緩和ケア病棟とは異なり、在宅でこのような状況の時には取れる手立てはほとんどありません〉

長尾　はあ？　取れる手立てはほとんどない？　何を言ってるんだ？

――続けます。

〈また、指示と異なる行為をしてしまったご家族を責めることもできないと考えたために河田先生には伝えませんでした〉

長尾　この文章は、〈私達のクリニックは法律を破っています〉みたいな証拠を正式に残してくれているようなものです。レベルが低過ぎます。でも、こういうことを言うとね、在宅医療を推進する先生方から、**〈長尾先生、在宅医療はまだ生まれたばかりの赤子ですよ。まだヨチヨチ歩きなのに、それをけなすようなことはやめてくれ。在宅医のモチベーションを下げるなよ〉**と、たしなめられてしまう。

――えっ？　在宅医全体のモチベーションが下がることを怖れて、レベルの低い在宅医を、見て見ぬふりをするのですか？

長尾　そりゃ、国を挙げて猫も杓子も〈ザイタク、ザイタク〉だから中にはこんな未熟な、いや、法律を守らないクリニックも出てくるでしょう、でも在宅医療の発展のために、もっと長い目で見てやってよと言われてしまう。しかし、**2000年に始まった介護保険制度だって、もう十七年も経っているわけだよ。十七歳って言ったら、立派な大人だよね。**ヨチヨチ歩きなんかしていないですよ。

――じゃあ、なぜ未熟なままの在宅医がいるんですか。

長尾　だから、僕もなんとかしなければと思っています。そう思っているからこそ、あなたの話をちゃんと伺おうと思った。たとえ同業者から憎まれ役になってもね。相撲協会じゃないけど、出すべき膿はちゃんと出していかないとダメなんや。そうしないと、在宅医療のレベルは上がって来ない。市民の信頼を得ることができない。

――私はここまで、家族の対応として、間違っていなかったのでしょうか。

長尾　何一つ間違ってないですよ。だからもう、自分を責めるのはやめてくださ い。でも、だからといって、**最悪な在宅医を選択したと思うのもまた間違いです。普通と言えば普通の医者かもしれない。あり得る話やからね。**

――気を悪くされたらごめんなさい、私は、がん放置療法の近藤誠信者ならぬ在宅医療推進の長尾和宏信者でした。信者だったからこそ、近藤医師の言葉を信じて後に〈あ～、近藤先生におっぱいを切るなと言われたけど、おっぱいを切っときゃよかった〉という乳がんの人と同じ精神状態に今、います。

それくらい、在宅医療は素晴らしいものだと信じ込んでいました。本当にこの、河田医師のレベルで最悪でないのですか？　普通なのですか？　長尾先生の本のどこに、電話しても何の対応もしない在宅医もいるけどこれが普通です、在宅で苦しんで死んでいった人も普通にいますよ、と書いてありましたか……。

長尾　……。

――どこにも書いてなかったでしょう！　どの本を読んだって、どんな記事を見たって……（嗚咽する）、どこを見たって、何を見たって（涙が止まらず）。

長尾　そうやな。あなたが言うように、もしかしたら僕は今まで美談しか……。

――在宅のがん患者が、苦しんで死んでいったなんていう、のたうち回って死んでいったなんていう、そういう長尾先生の文章がどこにありましたか！

＊14　**在宅療養支援診療所の要件**：厚生労働省は、全ての在宅支援診療所が満たすべき基準として、以下を掲げている。①24時間連絡を受ける体制の確保　②24時間の往診体制　③24時間の訪問看護体制　④緊急時の入院体制　⑤連携する医療機関等への情報提供　⑥年に1回、看取り数等を報告している。

21 楽に逝かせてくれるなら安楽死でよかったのに……

長尾　確かにあなたの言う通りです。僕の患者さんでも、苦しんで亡くなった人もいます。そういえば昨年、まだ若い胃がんの患者さんが亡くなりました。大量にフェンタニルパッチで緩和ケアをやったんやけど……フェンタニルに対する耐性ができてしまったようで、充分な疼痛緩和ができず、とても苦しませてしまいました。その後、スタッフと反省会をしました。「フェンタニルに耐性」に対して同じ轍は今後踏まないようにしようと。でも、ご家族からは怨まれなかった。後日、むしろ丁重に御礼を言われて恐縮しました。この件、誰が悪いかと言ったら、僕の緩和ケアの技術が未熟だったのです。フェンタニルからモルヒネにチェンジするタイミングを間違えたんや。年末だったので麻薬の調達ができにくいと勝手に思い込んで、そのままフェンタニルだけで押し通そうとした結果、ああ、患者さんを苦しめた……僕もそういう緩和ケアの失敗例は、実は何例かあります。

――そうなんですか。

長尾　当然、正直に謝りますよ。「ごめんなさい」とご遺体に話しかけました。それでもつらい。こちらも、近くを通ったときにご焼香を上げにお邪魔したりする。それと、もう一度繰り返しますが、末期がんと臓器不全症とでは病態も経過も緩和もかなり違う。もしCOPDだけなら極端な話、一旦入院して人工呼吸器の管理下に置いて、その間に栄養もしっかり入れて復活させることも可能性としてはあり得るんですよ。でもやるかどうかやね。そこまで考えてアドバイスをするのが医者なんやけど、お父さんのケースの難しさは、肺がん症状よりもCOPD症状が前面に出ていただろうに、誰ひとり……。

――それを見抜けなかった？

長尾　見抜けない医者の方が多いのかもしれない。でも先の大橋巨泉さんのケースよりは、まだマシかもしれない。

――医者のレベルの問題じゃないです。セデーション（鎮静）しすぎて安楽死したってよかった。ただ、**私は父を楽に殺してほしかった！ どうして最期までこんなに苦しまないといけなかったの？ なんでそんな人生だったの？ なぜ？**

長尾 だから、先ほども申し上げたように、セデーションしすぎて安楽死させるのは犯罪と言われかねないのです。

――でもそんなことどっちでもいい。楽に逝かせてあげたかったんです。

長尾 欧米では終末期に深い鎮静をするのは普通の医療行為なんです。**緩和的鎮静を安楽死なんて言う人は誰もいない。**当然の医療行為なので、尊厳死とか安楽死とかそういう棲み分けをする言葉もない。耐えがたい苦痛を和らげるということは、すなわち眠らせること、というのが当たり前の考え。だけど日本では……。

――河田医師は、セデーションは難しいと言っていました。

長尾　だからそれは、倫理的に難しいという意味でしょう?

――いえ、河田医師は、テクニカル的に難しいという意味で言いました。

長尾　それは単なる経験不足でしょうね。こう訊けば良かったんですよ。〈あなたはセデーションを今まで何人やったことがあるのですか?〉と。

――訊きましたよ。父が死んだときに、父の遺体を目の前にして。

長尾　えっ。訊いたんか。それで、河田医師は何人と答えましたか?

――一人か二人ですと。

長尾　**十年間、在宅医をやっていて……。**

㉒ 名医は美談ばかりを言う?

――しかし後日、もう一度確認したら、僕、三回やりましたと訂正されました。

長尾 まあ、平均的な在宅医かもしれない。僕もそんなもんやし。

――そうなんですか? 十年間、在宅医をやっていて、セデーションは二、三回が平均的な在宅医ですか? 私ね、長尾先生の本だけでなく、他の有名在宅医の書いた本でも、「在宅で幸せに死にました」と異口同音に書かれてあって、悶え苦しみながら死んでしまいましたという事例を読んだことがありません。

長尾 いや、そういう事例だっていくらでもあるはずですよ。在宅医療のシンポジウムでは、そういう失敗例の情報交換や発表をたくさんやっていますよ。あなたがたまたま目にしなかっただけではないのかな?

――そんなのどこにも書いてなかった。きれいごとばっかりだった。**長尾先生や、小澤竹俊先生**[15]**や小笠原文雄先生**[16]**の本を読んだら、誰だって、在宅なら痛くない死に方ができると思ってしまいますよ。そんなのふざけている!**

長尾　いや、でもそれは、出版社の意図もあるよ。出版社がこういう本を作りたいと企画をし、テーマを決めて、目指す方向で著者の言葉がまとめられるわけだからね。それに、一般読者に希望を与えるという使命もあるしね。わざわざ悲劇を伝えてどうするの、という思いがね。ただね、あなたのお父さんのケースはある意味特殊だったのかもしれない。COPDに合併したがんだったから、がんがメインなのかCOPDがメインなのかの判断が難しい時もある。お父さんの場合は痛いというよりも、苦しかったのではないか。

――つまり、在宅看取りには向かない死があるということですか。

長尾　そうではなくて、在宅医には相当な経験値とセンスが要る。お父さんの病態は、あなたの話を聞く限り、激しい呼吸困難を緩和するために在宅医のそれなりの知識と経験が必要で、難易度は高かった。でも、そのレベルに達している在宅医がどれだけいるのか。まあ在宅推進は国策だから、質の前にまずは量を取るという事情は確かにあります。はっきり言って、もし違う主治医を選んでいたなら、違った経過だった可能性は充分あります。

——それは、本人を苦しませなかったという意味ですか？
それとも、娘にこんな想いはさせなかったという意味ですか？

長尾　どちらの意味においても、です。緩和ケアの技術は、そこまで標準化されていません。痛みの感じ方が、百人いれば百人違うということもあります。そして、医者には〈前医の悪口を言ってはいけない〉という掟がある。後医は常に名医になれる。後だしジャンケンは常に勝つようにね。
後からだとなんとでも言える。だから僕がこんなことを言うのも、医者仲間からみれば本当は背任行為なのです。でも決して奢《おご》りではないつもりです。医者の技量を、僕はいつもゴルフに喩《たと》えて話してします。プロゴルファーとアマチュアが混在してゴルフをやっていても、ゴルフを知らない人から見たら両者を区別できないのと似ています。

＊14　**小澤竹俊**：おざわたけとし。1963年東京生まれ。2006年、横浜市内にめぐみ在宅クリニックを開院。これまでに2800人以上の患者さんを看取ってきた。2015年に、一般社団法人エンドオブライフ・ケア協会を設立。2016年、『今日が人生最後の日だと思って生きなさい』がベストセラーとなる。

＊15　**小笠原文雄**：おがさわらふみお。1948年岐阜生まれ。日本在宅ホスピス協会会長。1989年に岐阜市内に小笠原内科を開院。2017年に出版した『なんとめでたいご臨終』が話題。

㉓ 父の絶命

——話を元に戻します。結局、河田医師は来てくれませんでした。午前4時50分、私が次のオプソを口に入れた後もまだ苦しがるので、午前6時10分にもう一度オプソを入れました。そして、午前6時20分、呼吸が激しくなりました。はあ、はあ、はあと本当に苦しそうでした。もはや、座薬も入れられず、再び河田医師に電話をしました。すぐに来てくださいと。

するど、先ほどの事務長が電話に出て、〈到着まで三十〜四十分かかる〉と言われました。しかし、苦しみ方が尋常ではなかったので、今度は看護師さんに電話をしました。看護師さんにも〈三十分で行きます〉と言われました。父は、必死でカニューレを吸い込んでいますが、もう息ができないようでした。それでも必死に、必死に、口に吸い込んでいました。

長尾　……どれだけ苦しかったことか。言葉もありません。

――苦しみが増していきました。そして、腕を持ち上げるのさえもできないほど力を失くしていた父が、このときは**右手で固く握りこぶしを作って、胸をどん、どん、と二回叩いて、そして力尽きました。**私はもうダメかと思いつつも河田医師に懇願の電話をかけました。〈ちょっと厳しいです、早く来てください!〉と。**すると、不機嫌そうな声でこう言われたのです。〈今、運転中なんですけど〉**と。

長尾　あと何分で着きますよ、とは、河田医師は言わなかったんですか？　あなたを安心させるような言葉は？

――言いませんでした。ただ不機嫌そうなだけで。

長尾　お父さんが苦しがっていたのは、どのくらいのあいだでしたか？

――**二十分間は苦しんでいました。**最後に二回胸を叩いて、目がおかしくなりました。その二十分は、私にとっては、一時間にも三時間にも感じられたのです。

だから……（しばし、嗚咽する）、**だからあのとき、救急車を呼べばよかったんです。**河田医師は来てくれなかったんだから！　躊躇せずに呼べば父は苦しまなかったかもしれない！　本当に申し訳ないことをしちゃった。苦しませなくていいものを苦しませた！

長尾　いや、それは違うよ。

――**いえ、救急車を呼べば、あんなことにはならなかったんです！**　いいか悪いかは置いておいて、救急隊が、何かしらの対応はしてくれたはずでしょう？　私が余計なことをしたから失敗したんだ。

長尾　ちょっと待って、余計なことって何だい？

――長尾先生の本に〈**救急車を呼んではいけない**〉と書いてあったから、長尾先生の本を読んだから私、救急車を呼ばずに馬鹿みたいに医者が来るのを待ってるんですよ？　目の前で親が苦しんでいるのに。

長尾　えっ？　そういうふうに思っているの？　それは違う。**救急車は呼ばなくて正解でしたよ。警察沙汰にならなかったのだから。**

――でもそれなら、河田医師がそのときに、何らかの指示を私にするべきでしょう？　もうすぐ行きますから、救急車を呼ばずに待っていてくださいって、大丈夫ですよって、そんな言葉一つなかったのですよ。

長尾　それはその通りです。僕ならそう言うと思う。

――おかしくないですか？　そういうことまで全部、専門知識のない家族が判断しなくてはいけないのですか？　とても冷静になれない状況でですよ。それが在宅医療の真実ですか？

長尾　いえ、だから僕の場合、車に乗ったら、運転しながら電話できるシステムを搭載しているから、ずっと家族とお話しながら家まで向かいますよ。もしくはすぐにタクシーを捕まえて、やはり携帯で話しながら。

――でもそれは、優秀な在宅医だけができるスキルということなんですよね？　普通の在宅医のレベルではできないと。〈国策だからと、質の前に量を取った〉と先ほど先生は仰いましたよね？　だとしたら、在宅医療なんてやっぱり選ぶべきではない。長尾先生や小澤先生くらい有名で、自信があって、スタッフの教育がしっかりしていて、夜中でも看護師さんを早急に手配してくれるレベルの高い先生なんて早々見つかりはしないのです。

長尾　……すまん。

――それなのに先生は、どこに住んでいても、そういう在宅医療が受けられる、望めば必ず見つかる、願えば平穏死は叶うと、読者に勘違いさせている。

長尾　せやけど、老衰……老衰の場合は、ここまで苦しまないからね。

——そうなのでしょう。老衰や認知症の在宅医療と、末期がんの在宅医療って、まったく違うものなのだと今ならわかります。だから、在宅医によっては**〈老衰と認知症しか看取れません。がんの看取りはやりません〉ときちんと看板を掲げるべきなんです。**

長尾　実際に末期がん患者は診ないかかりつけ医ないし在宅医もいっぱいいます。だから、主治医を頼む前に、事前にしっかり確認してくださいといつも私は言っています。でも、河田医師は〈末期がんも看取れる。たくさん経験がある〉と言っていたんやね。それが罪深い。

——それをちゃんと区別化させるのも、在宅医療を牽引している長尾先生の仕事なのではないですか？

長尾　そうやね。もう何も返す言葉はありません。

——看護師さんも河田医師も来ないあいだに、父は絶命しました。悶え苦しみながら、死にました。**まるで私がこの手で首を絞めていたかのように感じられました。息ができなくなったと思った矢先、必死で手を握っていた夫を睨みつけていた目が焦点を失い、濁るようになってほわ～んと力を失いました。苦しがって、夫を睨みながら、絶命したのです。**

長尾　あなた、お父様の絶命のとき、抱きしめてあげていたの？

――いえ、とてもじゃないですが苦しがっていて、触れられる状態ではありません。私の夫が最期は手を握ってくれていました。〈がんばれ、がんばれ〉って言い続けながら。〈河田先生、もう来るからね、もうすぐ来るからね〉と。私は父の顔を正視できませんでした。何度も電話をするのは憚《はばか》られたので、父の前で電話をかけているフリさえしました。もうすぐ来る、先生はもうすぐ来るからって、大事なお別れのときに私、それしか父に言えなかったのです……**でも、先生は間に合わなかった。苦しいまま、逝ってしまった。苦しませて。私が父を苦しませて……私が失敗した。私が父を殺した。**直後は涙も出ませんでした。

長尾　……。

――絶望、いや、ぼう然としているところに、ようやく看護師さんが到着しました。私が、わざとらしく〈救急車を呼んだほうが良かったのでしょうか？〉と訊いたら、〈家で亡くなることができて良かったですね〉と微笑んでいました。マニュアルのような言葉でした。それから十分後、河田医師から電話が入りました。

長尾　河田医師は、なんて？

――〈ああ、今マンションに着きましたけど、何号室でしたっけ？〉と。部屋番号を言ったら〈遅くなりました～〉って、軽いの。もう死んでいるのに。後の面談では、あのとき〈まさか亡くなっているとは思わなかった。失敗したと思った〉と言っていましたが。

長尾　それが朝の何時のこと？

——もう7時になっていました。看護師さんが河田医師に〈娘さんが救急車呼びたいと言っていますが、呼びましょうか〉って言いました。あきらかにもう絶命しているのに、ですよ。

長尾 そこで死亡確認だよね。河田先生は、死亡確認のあと、最初にあなたになんと声をかけましたか？

——**〈よくこの状態で連れて帰ってきましたね〉**と言われました。

長尾 もう、意味わからん。なんじゃそりゃ。

——私もそのとき、この医者、ちょっとおかしいんじゃないかと思いました。先生はそのあとにこう続けました。**〈身内を看取るのって、大変なんですよ〉**と。一体この医者は、何を言いたいのだろうと。

長尾 ごめん、絶句してしまったよ。ありえない。

――そんな話をべらべらし始めたんで、私、そんな話を死んだ父には聞かせたくなかったから、何か書類を書くのではないですか？ と追いやるようにして隣の部屋に連れて行きました。

長尾　なんとも言えんわ。ダメ医者を象徴しているみたいな話やね。

――そのとき、突然べらべらとまくし立てた河田医師の態度は、何かを誤魔化しているようにも思えました。

長尾　それにしたって〈身内を看取るのは大変でしょう？〉って、在宅医が言うセリフやないから。

㉔ 私が、パパを殺した

——たぶんね、それは私がずっと、「父を苦しませた」とかなんとか、呟いていたからだと思います。「私が殺した」とも。

長尾 だから、あなたは殺していないです。

——**いえ、私が殺した。完璧に。窒息させて殺した。**

長尾 それはあなたが思っただけでしょう?

——いえ、父の死に方は、誰が見ても窒息死です。

長尾 私が殺した。父は窒息死で死んだと呟いているあなたに対して、河田医師はその後、どんな反応をしたのですか？

――何も言いません。だって、死んだときの状態を見ていないもん。

長尾　いやいや、在宅医は、患者さんが死んだ後に行くことは、医者が死に目に間に合わないことはいくらでもありますよ。それが普通や。だからこそ、どんな状態で、どのように亡くなったかを家族から具体的に伺うのだけれど、河田医師はあなたになんて訊いたのかな？

――何も訊かれませんでした。

長尾　何時ごろから苦しみましたか？　とかそういう質問は？

――何も訊かれていません。

長尾　そんなことあるわけない。根掘り葉掘り聞くのが医者の仕事ですよ。

——本当に何も訊かれていません。隣の部屋に行って、死亡診断書だけ書いて。あとは父に、触れもせず。

長尾　触れもせず、か。最悪やな……。

——あ、なんか神妙な面持ちで、父に「頑張りましたね」と声をかけていましたね。この流れでそんなことを一言呟かれたって、すべてマニュアルというか、ポーズに見えます。最低です。

長尾　それはちょっと、同じ在宅医として許せんな。死に目に間に合う、間に合わなかったとか、そういう問題じゃなくて、**亡くなった後、家族から何も話を聞かなかったという態度があり得ない。**しかも、お父様は苦しんで逝ったと、あなたが伝えているのにもかかわらず。

——そうです。**とても痛い死に方だった。それ以上に、とても痛い在宅医を選ん**

でしまった私の責任です。

長尾　あなたが今、苦しいのは、お父様を看取った後で在宅医との対話がなかったというのも一因だと思います。どのようにお父さんが逝かれたのか、客観的な事実と、お父様の物語をもう一回、反芻《はんすう》するのも在宅医の仕事なんです。もし僕ならば〈最期まで見届けていただいて、ありがとう〉と言いますよ。

——医者が家族に、見届けてくれてありがとうって言うのですか？　それって逆じゃないのですか？

長尾　まず、こちらからありがとうと言います、僕やったらね。ふだんやっていることです。〈見届けてくれてありがとう。よく頑張りましたね〉と。

——在宅医が、看取った家族を誉めてくれるのですね。……では先生、私は、頑張れたのでしょうか。父は私のこと、頑張ったと思ってくれたでしょうか？

長尾　十分頑張りましたよ。あなたはすごいよ。すごい娘さんです。

――（静かに泣きだす）

長尾　それからね、私は亡くなったお父さんのことを、家族からいろいろ教えてもらいます。どんな仕事をしていて、どんなお父さんで、何が好きで、何が嫌いだったとかね。たとえ数日間のお付き合いだったとしても、全部、お父さんの人生を知ろうとする。その想いを、しばしの間、ご家族と共有するんです。そこからお父様に話しかけます。

――父はもう死んでいるのに話しかけるのですか？

長尾　話しかけますよ。お父さん、ええ娘さんもって幸せやなあって。うらやましいわって。

――（泣き続ける）

長尾　なんでかというと、お父さんはまだ生きているから。心臓と呼吸は止まってしまったけど、脳はまだ生きているし、皮膚の細胞もまだ生きているし、やろうと思えばそこからiPS細胞も採れる。全身の細胞はまだ生きているからこそ、お父さんに語りかけますね。ほんで、まあ、オッサン同士やからチューはしないやろうけど、まあ、しばらく身体をさすったりして、娘さんと、お父さんと、三人でいろんな会話をするやろね。

――そんな在宅医って本当にいるの？　フィクションみたい。

長尾　知らん。他の在宅医がどうやっているかは知らん。ただ、僕はそうしているよと、それだけの話。あなたのような場面に遭遇したなら、まずは、家族と対話の時間を三十分くらい費やしてから死亡診断書を書きますね。

――真夜中の死亡でも？

長尾　当たり前です。真夜中のほうが携帯もあまり鳴らないし、ゆっくりと対話ができていいのです。それに、**死亡診断書を書いたらハイ、さようならというわけでもなくて、そのあとしばらくの間、世間話をします。葬儀屋さんの相談にも乗ります。**家族が一人の場合なら、一緒にタウンページをめくって家族葬の業者を選んで僕が電話することもあります。死に化粧を家族と一緒にする在宅医もいますよ。僕は冷たい人間やから、そこまではしないけどね。そうこうしていると、お茶を淹れましょうとか、モーニングコーヒーを一緒に飲みませんか、とか言ってくれます。明け方にお看取りをして、家族と一緒に朝ご飯を食べたこともあります。まあ最近は歳をとったので真夜中の看取り往診はできるだけせずに翌朝回しにすることが増えた。ちゃんと事前に家族の承諾を得ての話やけど。

――河田医師は、死亡診断書を書いたあと、帰りづらかったのか廊下でずっと、神妙な面持ちで立ったままでした。何をするのかなと思って立たせていたけど、何もしないので私から〈もう書類は書き終わりましたか。ではお帰り下さい〉と言いました。

長尾　悪い人ではないのでしょうね。ただ、どうしていいのかわからなかった。死亡確認はできるけど、人間を診ることができなかったんやな。だから、身の置き場がなかったんだと思う。

――それで、看護師さんだけ残って、こう訊かれました。〈エンゼルケアはなさいますか？　二万円ですが〉と。

長尾　二万円もするんか！　東京は高いな。

――それで、お願いしたのですが、結局そのあとで葬儀屋さんもしてくれるから、看護師さんに頼まなくてもよかったんですよ。葬儀屋さんはそういうの、パック料金なんです。

長尾　でもやはり、あなたは殺していない。間接的にも殺していない。要はあなたは、パパに最高の医療を与えられなかったことを悔やんでいる。

――そうですね。そう。

長尾　でも、そう言っている僕が〈最高の〉って、何をもって最高なのか、わからんですよ。自分が思う理想的な医療というのは、人それぞれ違いますからね。レストランに喩えたら、最高に美味しいレストランで、パパに最期に美味しいものを食べさせたかったのに、何もかもが不味かった。不味いご飯を食べさせてしまった。その店を選んだのは私です……そんな気持ちということですよね？

――そうですね。不味いご飯を食べさせて苦しませた上に死なせた。すみません、つい感情的になって言い過ぎたかもしれません。でも、やっぱり、**私は死ぬほど後悔しています。あの医者を許せない。絶対に許せない。**でもこれも、パパの運命だったのかな。かわいそうな人生でした。**死に方くらいは選べると思っていたけど、選べなかった。**ただ、それだけのことかもしれない。そして、誰もがそうなる可能性はあるんですよね。誰もが明日は当事者なのかも。何千人もの死を見てきた長尾先生だって……死に方は選べない。

長尾　その通りです。

――だけどね、こんな形で、国に在宅医療推進なんて言ってほしくないのです。**〈在宅で死ねたらハッピーですよ〉**なんてさ、ふざけたこと言ってんじゃないよって、今はそんな気持ちなんです。私にはもう、よくわからない。

長尾　そうやね。でも、違う主治医やったらそうはなっていなかった。

――それなら、……そんな在宅医を選んだ家族が悪いと、先生は今、私の目を見て言えますか？　**長女のあなたさえいなければ、パパは平穏死できましたよって私に言えますか？**

長尾　言えないですよ。あのね、**良い看取りも悪い看取りもないのです。**残された者の心が満たされているかどうか、なのです。

――私は、在宅医選びの〈情報〉が乏しかったと思います。ケアマネさんや地域包括支援センターからも在宅医の評判やデータを聞き出せませんでした。そこがそもそもの、つまずきでした。

長尾　そして、あなたが選んだ在宅医は、残念ながら〈経験〉と〈情〉が乏しかったのでしょう。

――看取る家族に必要なのは〈情報〉で。看取る医者に必要なのは〈経験〉と〈情〉ですか？

長尾　そうだと思いますよ。そしてそれは、在宅医だけの話ではない。日々の医療も病院での看取りも、まったく同じですよ。

――確かにそうかもしれない。

長尾　だから、**病院か在宅か、という二元論でしか僕が今まで語っていなかったとしたら、そして在宅医療の美談しか語っていなかったとしたら、心から謝りま**

す。どこで死ぬかが問題じゃない。どう死ねるか、どう見送れるか、なんだ。今回、それをあらためて、あなたに気づかせてもらった気がします。ありがとうね。話してくれて、ありがとう。私ももっと、やるべき仕事があることを知りました。

――ありがとうございました。お会いできてよかった。ああ、でも、パパを平穏死させてあげたかったなあ！　ママももう、いなくなっちゃったしな。

長尾　あのね、最後にもうひとつ。あなたは反論するかもしれない。だけど**パパの死は、平穏死です。そしてママの死は、突然死というのは、ある意味、ピンピンコロリです。**

――えっ？

第一章むすび

対話を終えて——長尾和宏

なんともやりきれない気持ちになり、井上トモミ氏との対話を終えた。

こういうケースもあるんや、と私自身が驚いた。在宅医は、他の医師がどのように在宅看取りをやっているのか、知ってそうで知らないのだとあらためて感じた。私は一方的に、彼女の話を聞いたに過ぎないわけだから、これだけで「悪い医者」と河田医師を糾弾しようとはまったく思わない。河田医師にだって言い分があるだろう。

そもそも、法的な面から見たら、河田医師は何も罪は犯してはいない。来てほしい時に来なかった、父の死に間に合わなかった、とトモミさんは言うが、死ぬときに医者がいないのが普通である。

医師法20条では、死ぬ瞬間に主治医はそこにいなくてもいい。在宅医療ではい

ないのが普通であることは知っておいてほしいと思う。

医師法20条の但し書きには「診察後24時間以内の死亡はその限りではない」と書かれている。つまり、**患者宅に行かなくて死亡診断書を書いてもよいというわけだ。**いわゆる「24時間ルール」はこれを指している。しかし残念ながら多くの医師、特に多くの勤務医が正しく理解していないのが実情で無用な警察介入が全国で続いている。しかし医師法20条のこのような解釈は、平成24年の参議院予算委員会で確認され再度周知が図られてきた。つまり現行法では最終診察後24時間以内の死亡は、医師が家に行かなくても無条件に死亡診断書を書けることになっている。実際、診察後に旅行や出張に出かけた矢先に呼吸停止の連絡を受けることはある。死亡の知らせを受けて他の医師などが家に行かないことは、現実にはあまり無いことだろうが、法律は我々の想像以上におおらかである。

しかし、だからトモミさんのケースは問題がない、と言いたいわけではない。

何よりも、「大切な家族が苦しんでいたのに医者が来ない」とか「亡くなったときに間に合わなかった」ことにトモミさんが納得していないからだ。

河田医師に決定的に欠けていたのは、「言葉を尽くす」ということであったと思う。お父様が病院から家に帰ってきて、ケア会議が行われた。これからお父様にどんな変化が起こるのか、その際にご家族はどういう対応を取るべきかを具体的に説明し、家族の不安を一つ一つ消していくための会議だ。最初の時に最低でも、一時間はかける。それでも家族が納得しなければ二時間、それでも納得しなければ、再度話し合いを行う……河田医師の問題は、駆けつけられなかったことよりも、むしろ、話し合いを丁寧に行わなかったことにあるのではないかと感じる。同行した訪問看護師とも、まったくのコミュニケーション不足である。

その挙句に、臨終の日に河田医師がトモミさんに放った、**「今、運転中なんですけど」**と**「身内を看取るのは大変なんですよ」**という言葉。コミュニケーションが築けていない状況で、こう医師が放つのは、あまりにも酷である。娘を絶望の底に突き落としたのは、この二つの言葉だったのではないだろうか。

トモミさんのお父様のケースは、法律的には何ら問題がなくとも、残された家族にこれほどのトラウマを残した時点で、やはり、失敗例と言わざるを得ない。

在宅看取りばかりがもてはやされる昨今の風潮に、違和感を覚えるのは私も同じだ。トモミさんにも申し上げたが、大切なのは、どこで死ぬか？　よりも、どう死ぬか？ である。私はこの二つをセットで話してきたつもりだけれども、いつの間にか、どこで死ぬか？ ばかりに焦点が当てられて、「家で死ぬこと」が手段ではなくて、目的となってしまっているからだ。

また、トモミさんは、**「世の中は長尾さんのような名医ばかりではないのに、どの地域でも同じように在宅看取りができると勘違いをさせている」**というような主旨のことを仰った。あえて言うまでもないが、私自身は自分のことを名医などとは、これっぽっちも思っていない。

在宅看取りを続けてきた結果、いつのまにか、在宅看取り数が千人を超えた。様々な医師が研修に来て看取りの「コツ」を聞かれる。それを教授する講演にも奔走している。しかし在宅緩和ケアや、先にも示したアドバンス・ケア・プランニング（ACP）という当たり前のプロセスを踏んでいるだけで、私は何も特別なことはしていないのだ。

ただただ、医師として真摯に患者さんとその家族に、言葉を尽くして向き合った結果が、私の看取り経験である。看取りの技術と心得を誰か師匠について教わったわけではない。――いや、そうではなかった。私にとっての看取りの先生は、旅立った二千人の患者さんと、そのご家族だ。

二千人いれば、二千人の旅立ちがあって、その度に私は何かを学んできたのである。


一方、医学教育や卒後教育や生涯教育の中に「死の教育」が一体どれくらいあるのだろうか？　人は100パーセント死ぬのに、「ほとんど無かった」わけである。そのせいか、緩和ケアやACPの普及は一向に進まず、もどかしい日々が続く。教える人材や専門家が少ないからである。

多死社会の到来が迫っているのに医学や看護の教育は変容できていない。

ようやく令和元年から、医学部のコアカリキュラムが2040年問題に向けて大胆に変わると耳にした。医学部一年生から在宅医療や終末期医療の授業があるという。そこから何かが変わっていくことを、期待するしかない。私一人が寝る暇を惜しんで本を書き、講演会に奔走しても、意識を変えられる人は数パーセントしかいない。しかし、やり続けるしかない。今日のトモミさんとの対話だって……そう、人は、成功例よりも失敗例からのほうが多くを学べるものである。医療者も、看護師も、将来在宅医になりたいと思っている人も、もちろん、市民でもある。

今まさに在宅医療の現場にいる医師や看護師たちが心がけるのは、患者さん自身とその家族が、満足できること、納得できること、この一点に尽きる。

終末期の人へのケアは、具体的な手法より、患者さんに「希望」を持って笑顔で笑って過ごせるようにすることが重要である。そのために必要なものは、薬よりも前に、「言葉によるコミュニケーション」なのだ。

しかし、そう言っている私自身が、言葉を尽くせているだろうか？　最善のコミュニケーションを尽くせているだろうか？

自問自答をしながら、患者さんの待っている尼崎へと帰阪途中の新幹線でこれを書いている。

第2章

ボタンの掛け違い

——在宅医、病院の主治医の考え方

前章でも部分的に紹介しましたが、父親の死後、どうしても納得のいかない井上トモミは、各医療機関に面談を申し込みました。ここに、D在宅クリニック主治医と事務長、そしてA総合病院主治医との面談の記録を掲載します。

＊＊＊

父の死から35日後（2017年6月3日）D在宅クリニックの応接室にて、院長・河田医師、事務長・都築氏との対話記録

父の死の十日後、関係者を集めた話し合いを訪問看護ステーションが提案して下さり、開催されましたが、在宅主治医だった河田医師は来ませんでした。後日、河田医師に面談をお願いすると、土曜日の午後4時というピンポ

イントでしか会えないとのことで、結局父の死の三週間後の面談となりました。

面談の冒頭、事務長が「（今回のケースの）振り返りをしましょう」と言っていますが、医師に面談を申し出たのは患者家族の私からであり、私が提案しなければこの問題はスルーされていたでしょう。

この面談で河田医師は、「申し訳ない」と何度も謝罪をしています。

しかし父の死亡からこの日まで、河田医師は焼香はおろか、電話一本、ファックス一枚送ってきませんでした。私が一度、間違い電話をしてしまった時でさえ、挨拶一つありませんでした。

経過の確認

都築事務長　娘さんからいただいた手紙を拝見いたしましたが、その前に、病院からの紹介状と、娘さんからの時系列の資料を拝見して、これまでの経過の確認と、私が感じたことをお話して、振り返りの場という形で進めさせていただきます。まず経過の確認ですが、4月中旬にお父様が入院された。5月1日に小康状態を保つレベルにまでなった。私のほうにA総合病院から連絡をいただいたのは5月2日で、9日に退院というお話でした。

結果的にはゴールデンウイーク中に状態が一気に悪化してしまった。そういう状態の急変もあって、5月7日にA総合病院の先生から退院の中止と、緩和ケア病棟に入院することを提案された。ただ、ご本人やご家族からご自宅に戻りたいという希望があり、それならばご自宅に戻る選択もやむを得ないとA総合病院は考えられたと思います。これは私の一方的な推測ですが、ここでご家族が考えられたことと病院の先生が考えられたことにギャップがあったのではと感じています。

通常、退院の中止というのはかなり深刻な状況で、場合によっては最悪な結果になることを想定してご家族にお話しするはずです。あと、即、緩和ケア病棟への入院の話もされたことは、緩和ケア病棟でないと対応ができないと向こうの先生が考えられたからだと思うのです。

ただ、娘さんの資料を拝見しますと、そのあたりの話し合いが十分ではなかったのかもしれない。あるいは時間的に厳しかったのかもしれない。私が感じたのはそのときの医療機関側とご家族、そして退院後に私たちが診療をするという流れが十分に整った形になっていなかったのではないかと感じました。

時間的な余裕があれば病院で退院前カンファをさせていただきます。病院側の医師、看護師、あるいはソーシャルワーカー、そして私どもの先生、看護師、ケアマネージャーや訪問看護師が入って、入院しているときの状況、薬の話、現在の病状などを、退院後に診療を受ける在宅の医療機関に対する説明をする。そして在宅の先生から入院先の医療機関には、それに対する質問などをする。そのようなやり取りがあって、ご家族に対して確認をするという話し合いがもたれます。

今回は時間的な制約や、ご病状が急変した中で、スケジュール的にはそういった退院前カンファが持てない状況でご自宅に戻られていますので、これはこれでやむを得なかったのかとは思います。在宅でできることの限界もありますし。たとえば緩和ケア病棟に入れば、医師や看護師が24時間いて、使える薬も揃っています。そういったことを十分に了解していただいてから、お戻りになるというのが理想的ではなかったかと思います。

残念ながら結果的にはそういう形ではできなかった。その微妙なズレが、娘さんのご感想につながっていると感じました。じゃあ仮に、在宅に戻ることによって生じる様々なハンデキャップを考えられて、緩和ケア病棟に入院となったら、「ご自宅に戻りたい」というご希望は実現できなかったのです。でもその一方で、今回ご自宅でお父さんが苦しまれたレベルまではいかなかったかもしれません。これは推測です。最終的には何を取るのかということになるのですが。

私どもが色々と経験する中で、がん末期の方で家に帰りたいという方は結構いらっしゃる。そういう方々のご希望を実現するために、退院時カンファなどをして、在宅医療は病院とは違うことを理解していただく中で、話し合いをしてから診療をするという流れになっているのです。ですから、娘さんからいただいた書面を通じて感じたのは、退院から在宅に至るときの微妙なズレ、そういったことがもろもろに出てきているのかなと。

在宅医の最初の判断ミス

河田医師　第一に、率直に言って僕が失敗したことがあります。これについては認めたいと思います。最初にご自宅に伺ったときに、思ったほど悪くないと、正直、2週間くらいは大丈夫かなという印象を受けてしまいました。

数値的には悪くなかったのと、僕は10年以上訪問診療をやっていて、だいたい月に2人くらいお看取りしています。そうすると年間で24人、それを12年間とすれば300人弱くらいの方を看取っています。そのうちがんの方は3分の1の100人くらい。肺がんの方も最近は多いですから、自宅で酸素を吸われて、最後まで看る方も何人か経験しています。その経験の中で、今までに肺がんの方で数日で亡くなったケースがなかったので、最初に先入観を持ってしまいました。

もし、そこで危機感を持っていたら、夜に連絡が来た時には、「その状態だと座薬しか使えないから呼吸苦があるたびに使いましょう。そして飲めるならオプソを」という指示をしたと思います。

そして、その後に連絡があったときには往診に行くべきだったと思うのです。というのは、もう少しもつはずと考えていたので、朝に行ったときも、まだ大丈夫なのではなかろうか、と思っていました。でももう亡くなってしまっていて、「これはしまったな」と。これは率直に僕の最初の判断ミスからくるものなので謝りたいと思います。申し訳なかったと思います。ただ、そこで何ができたかというのはすごく難しいところではあります。

お父様が亡くなったすぐ後に、娘さんからセデーション（鎮静）の話が出ました。僕はセデーション経験を2人か3人と言った覚えがあります。それをどういう条件の下でやったかというお話をさせていただいてもよろしいですか。

セデーション（鎮静）の経験について

河田医師　最初に僕がセデーションをしたのは50歳前後の女性でした。すい臓がんの末期になり、病院を追い出される形で退院して、急に依頼がありました。

最初は痛みを取る治療でしたが1週間ほどで苦痛が増してきて、もう眠らせてくださいというお願いがご本人とご家族からありました。これはできるケースだと思いました。介護する方が2人交代で看ているのでそう判断しました。セデーションは24時間やり続けなければいけないし、薬の調整が微妙なのです。眠らない程度に入れてはダメだし、眠らせなければいけないし。眠ってすぐにその場で生命の危険という状態では命を縮めるということになるので。

その方の場合は通常使う量の3倍〜5倍くらいの、添付文書の量から振り切れるくらいの薬で、今うちにある薬ではなくロヒプノールとかセレネースなど使いました。3日間程見て亡くなられたのですが、そのときは2人の方に常に電話で指示をしたのでうまくいったという実感がありました。

2例目の方は80代の女性で肝臓がん末期の方。腹水がたまって腸閉塞状態でしたが、病院に帰る意思はなく、でも在宅では注射でお薬を入れても何をやってもダメだったため、ご家族と本人の希望で眠らせることになりました。その方も1週間くらいお家で看た後に亡くなったのですが、その方の場合は条件が良かったのです。CVポートがあり、点滴の量を微妙に調整できました。それがあるから、「目盛りを5に上げてください」というような指示をしやすかった。しかし、その方の場合は始めてから数時間で亡くなってしまいました。さっきの例とは逆で、すぐに亡くなるはずはないという量でしたから、ご家族も「もう亡くなるのか？」という感じで、悔いが残りました。

もう一例は少し微妙で、座薬だけでセデーションを行った例。その方は消化器系のがんで、点滴が手から取れない状態でした。その方の条件がよかったのは、息子さんがお医者さんで、ご自宅で開業されていたので、ご自宅で2種類の座薬を使いました。その量なら点滴と同じくらいにマイルドに効くはずでしたが、このときもやり始めたその日に亡くなってしまった。
今回の場合、どの時点でセデーションをすればよかったかというのは難しいです。やるならば最後の夜だったとは思います。ただ、そのセデーションの薬は呼吸が止まりやすいので、数時間ではなくて数分で亡くなるという事も考えられます。そのとき、僕にセデーションをする勇気があったかというと……。残念ですが、せめて1週間くらいの関係性ができた上でやらなければいけなかったことをバタバタと進めたので、何をしても誤解をされるということはあるかもしれません。

なぜ、退院前カンファが行われなかったか?

河田医師　いちばん大きな失敗というのは、最初に僕の見込み違いがあったことです。本来なら無理をしてでも深夜に行って、何もできなかったとしてもお話をするべきだった。僕が反省する点です。

井上トモミ　わかりました。まず退院前カンファがなされたかった。そういう状況で患者を受け容れても良いものなのですか？

河田医師　受け容れざるを得なかったのです。

井上トモミ　それはどうしてでしょう？

都築事務長　もし、そのことを言われるのであれば在宅医療というのは成り立たないです。

井上トモミ　いえ、だからA総合病院のミスかなと思いまして。

都築事務長　そうではない。

河田医師　日程的にこれしかありえなかったということはあります。ゴールデンウイークもあり、あちらのスタッフさんを揃える時間もなかったと思うし、絶対に開けないです。でも僕は基本的に悪い条件でも（患者さんを）受けることにしています。退院時カンファをしたために帰れなくなった人が、つい先日もいたのです。

その方は肺がんで入院されていました。僕はその方のお母さんのところに5年ほど訪問診療していて、結局お母さんは亡くなり、そのあとに息子さんが肺がんになりました。緩和ケア病棟に入院していたのですが家に帰りたいと。日程的には無理やりでした。向こうの先生も聞いてなかったというほどです。それでもカンファを開いて話し合い、ご本人にも会って、もう少し落ち着いたら帰ろうと言っていたのですが、そのまま肺炎を起こしてお亡くなりになった。だから、カンファの日程なんか組まなければ、その方はひょっとしたら帰れたかもしれない。カンファがなくても僕は受けたと思います。なぜなら僕が断ったら、何日もかけて他の在宅医を探さなければならないわけですから。

僕は見た目は若く見られますが、45歳で在宅の経験はそれなりにあるつもりなので、僕にダメなことはきっと他の先生もそんなにうまくはできなんじゃないかという感じはあります。

今回は申し訳ないことで、僕の見込み違いで失敗してしまったということは率直にあります。ただ、退院前カンファが開けなくても僕は受けたいし、その条件の中で何とかやっていきたいと思っています。

都築事務長　リスクを恐れるなら、何が起きるかわかりませんから診ないほうがいい。でも、そういう時に河田先生は行ってくれる。もちろん情報が全部そろって退院前カンファをやって、医師同士の情報交換をしてご家族のご意向も十分に確認して始めるのが理想ですが、在宅の現状としては、そういうケースは少ないです。

それは患者さんのご病状もあります。今回のように急速に悪化することも。一番いいのは退院前カンファができて、すべての条件が整うことが理想的ですし、ご家族も安心しますが、そうでないケースが圧倒的に多い。

時間があれば、患者さんやご家族といろんな話をする中でお互いの信頼関係が作られていきます。そういう形で私どももやっていますし、河田先生もイヤな顔をせずに、じゃあ行きましょうと言ってくれる。そのへんは、是非ご理解を頂けたらと思います。そういう姿勢で私共は臨んでいます。

井上トモミ　A総合病院では、退院を中止しろとははっきりとは言われず、「大丈夫ですか？　このまま連れて行ってもいいのか」と質問されただけでした。

河田医師　僕も勘違いをしていたところもあって、たしかに最初の診察のときに娘さんは、「A総合病院では、主治医の先生から余命のお話がなかった」とおっしゃっていました。たしかにそれには違和感を持ちました。そこは突っ込んで話をしておくべきだったと思っています。亡くなった後、相談員の方と話をしたのですが、「どうもうまく伝わっていなかった」みたいなことを言っていました。

井上トモミ　退院を中止したほうがいいという指示はA総合病院からはありません。「大丈夫ですか？　大変なら病院に戻れますよ」とは言われていました。でも退院準備が進んでいるのだから問題はないと思い、「わかりました」とだけ返事をしました。そうはいっても父の状態を見て退院を躊躇した場面もありました。介護タクシーのストレッチャーが病室に迎えに来ている段階で、です。妹に相談すると、パパが帰りたがってるから帰そうよ、と。そんなやりとりが家族で行われていたときに、主治医はいませんでした。看護師さんや相談員さんの前で家族が話をしていました。

だから、退院前カンファというものがあることを後から聞いて、そういうしっかりとした話し合いが普通ならあるのに、何もなかったなと。なぜ退院前カンファもない、不安な状況なのに受け入れたのかな？　と疑問に思ったのです。A総合病院といえば有名で立派な病院なのに、主治医の先生とは病状のことも話をしていなくて。一番話をしていたのは相談員さんでしたから。

河田先生、なぜ私たちが父を連れて帰って来たと思います？

河田医師　事情は何となくぼんやりとは。もともと一人で暮らされていた。ずっと一人で暮らしていた人をご家族が最後に引き取るというのは、なにか特別な感情がそこらへんにあるのかなと。

家族と在宅医のコミュニケーション不足

井上トモミ　最初の診察のときに、なぜ家族の希望を聞かなかったのですか。

河田医師　なるほど。どういうふうな亡くなり方がいいですかということですね。その点については、一つはまだ大丈夫だろうという考えがありました。もともと僕は「こういうシチュエーションがある、ああいうシチュエーションがある」という選択肢を全部提示することはあまりしたくなくて、何かが見えたときに一つ一つ説明していくというタチなのです。

それに最初に帰られた日、初回の診察の時点では、ご家族がそういうことをとらえる余裕もなさそうな感じでしたしたが、僕の頭の中のタイムスケジュールは、10日後くらいに次の往診を設定しましたし、その前に電話で臨時往診で呼ばれると予想をしていました。どういう症状で呼ばれたかによってですが、そのときにお話をしようと思っていたのです。たぶん1週間以内に亡くなることはないだろうから、何か起きたときにそれを説明しようと考えてしまった。2週間はもつだろうなという印象を持ってしまったことが間違いでした。

井上トモミ　家族の一番の希望は苦しませずに眠らせたかった、ただそれだけです。私はあと2、3日くらいかなとも思っていたのです。ところが来てくれた看護師さんたちがのんびりしていたので、おかしいなと思っていました。

河田医師　結果的にはご家族のお持ちになっていた感想が正しかった。

井上トモミ　最初の往診のときにあなたからは何の指示もありませんでした。先生は私に「質問は？」と促してきましたから、こちらからは「痛みがあったときにはどうしたらいいんでしょう」と。すると、「じゃあオプソを出します」。「オプソが飲めなくなったらどうしたらいいんでしょう」「それなら座薬にしてください」。「お腹から入れて痛みを取る器械がありますよね？」「じゃあ注文しときましょう」。これって、もし患者側から質問が出なかったらどうするのだろうと、単純に思いました。「これからこういう流れになるから、家族はこうしてくださいね」という、素人の家族が患者を見る際の注意点も教えてもらえなかった。そこは非常に疑問が大きいです。

都築事務長　そのへんもご家族によって違います。先日もがん患者さんで比較的お元気な方で、紹介状の内容から、〝この患者さんにはこの薬が必要で、いざというときにはこの薬を用いたい〟というような形を事前に想定して向かいました。様々な薬の説明をしていたのですが、その方の態度が途中から変わったのです。「私は薬はイヤです。熱が40度を超えても基本的に飲んでいません」という話があって。結局、その方からは翌日にお断りの連絡が入りました。「自分は、あらゆる想定をして提案されたり、薬を持って来られるよりは、徐々に診療のお付き合いの中から、こうしてはどうでしょうかと話をしてもらうほうがいい」ということでした。

ですから、ご家族の希望や対応はみなさん違います。ましてや残された時間が少なければ非常に難しい。ですから、十分に説明ができる退院前カンファがあればもっと違ったと。それができなかったことで、娘さんに「それだったら家に帰さないほうが良かった」という判断をさせるところにまで持って行ってしまったという印象を受けています。

井上トモミ　患者さんや家族の反応によって薬の処方や指導が変わるというのはわかりますが。

河田医師　今回は最初に指導をするべきでした。まず、第一点として、どの程度お薬が飲めるのかという情報も、実は持っていませんでした。僕はオプソを飲むのもつらいという情報を最初の診療で初めて聞いたと思うのです。だからあの時点で座薬を使いましょう、（ＰＣＡ）ポンプを使いましょうという話が出てきたということです。

井上トモミ　ポンプの有無を聞きましたが、あの段階で注文すると来るのはいつに？

河田医師　条件の合うものを探して注文すれば2日〜3日後です。もしそういうものが必要であれば理想的なパターンとしては病院でそれを付けて帰ってくる（＊Ａ総合病院の相談員は、ポンプは在宅では付けられないと言っていた）。僕も完全に後手後手に回っていたのは、とても申し訳なかったと思います。

井上トモミ　病院からの情報が少ないということですね。

河田医師　診療情報提供書にはオプソを飲むのがきついとはありませんでした。食べ物が食べられなくてもオプソくらいは飲めるという人は結構いらっしゃいますし、肺がんの末期の方で酸素を2台繋いで、10ℓくらい流しながらオプソを飲んでいる方も見ました。飲めているのであればそれでよかったし、飲めないのであれば次は座薬なりポンプなりとなる。何ができるかできないか、という情報がなかったので、そのへんは申し訳なかったなと思います。今、初めて、そこにも僕の至らなかったところがあったのかなと思いました。

見逃された〈死の壁〉

井上トモミ　最初の見立てが違ったと言われればすべて終わる話ではありますが、私は最初、「余命は1週間くらい」と河田先生に伝えました。それは短いと思われましたか。もっと長いはずだと？

河田医師　はい。

井上トモミ　訪問看護師さんが亡くなる前日の午前中に来ましたが、その日の情報は先生に行きましたか？　それを見たときも何も感じなかった？

河田医師　今から考えると僕の先入観が判断を邪魔したというのはあります。

井上トモミ　服を脱いでおむつ一つで苦しいと騒いでいて、フェイスタオルをかけても嫌がる。それはあと24時間から48時間くらいで亡くなる兆候だと、有名な医師が本に書いています。インターネットで検索しても出ます。

河田医師　それに関しても聞いてはいましたが、服を脱ぐ行為は結構あって亡くならないときもあります。医師の間では、感度の高い所見と特異度の高い所見というものがあって、服を脱ぐ行為はわりと感度の高い所見です。ただ、それがあるから100パーセントそうなるものではない。いろんな原因で脱ぐことがあります。ただ本当はそこでも、すぐには亡くならないという最初の見込み違いや先入観で判断してしまったと思います。

井上トモミ　亡くなる前日の午後7時の時点で先生が来られないということで、オプソか座薬を1時間ごとに入れるように指示がありました。モルヒネを拒む父にオプソを飲ませるため、「これを飲まないと先生は来ないよ」と伝えると必死で飲みだすわけです。苦しいから。本人は先生に来て欲しかったから。それまでは、オプソを飲むと死んでしまうと思っていた。モルヒネを飲むと意識がだんだん遠のいて、最後に寝ると彼は思っていたようです。

河田医師　オプソを飲むと、死ぬと思っていたんですか⁉

井上トモミ　はい。苦しさが取れるから飲んでと頼んでも飲まなくて。でも苦しくて、午後3時と5時に飲みました。それでも苦しがっているから先生に電話をした。オプソを2回くらいしか飲んでいないと伝えると、先生は1時間ごとに飲ませてくださいと。父は「何で先生は来ないいんだ」と言うから「これ飲んだら来るよ」と言ったら飲みだすわけです。それで7時、8時と飲んでもまだ苦しんでいて。でも9時になったらMSコンチンを飲ませるから、それと同時に座薬を入れれば楽になるのかもしれないと思って。MSコンチンと座薬を同時に入れた。そうするとすっと寝ました。午後10時に私はやっとホッとできたのです。

先生から「見込み違いだった」と言われれば、それですべてが終わりますが、先生が来られないなら看護師さんに連絡を入れておいてもらうなり、何かあったら看護師さんに連絡を入れてくださいなどという一言もないのです。

また、日を跨いでで午前4時に電話で「オプソを飲ませたけど苦しんでいる。もう一個入れてもいいでしょうか」と聞いたら、事務員の方が先生に聞いてみますと電話を切りました。もう見ていられないので、返事を待たずに座薬を入れました。その後に電話が来て、「1時間ごとにしてください」と。私がもう入れちゃいましたと言ったら、「入れちゃいましたかー」と、それだけで。

河田医師 事務長ですね。

都築事務長 私ですね。

なぜ駆けつけてくれなかったのか？

井上トモミ 入れちゃったのだから呼吸困難が起きるかもしれないでしょう？副作用があるんだし。私は、「入れちゃいましたかー」と言われて、どうすればいいかアワアワするんですよ。それでも1時間待てというから苦しんでいるのを見ながら待って、50分経ったから飲ませて……と2回やったところでどんどん呼吸が荒くなって、おかしな苦しみ方になっていくから再度電話をしたら、先生が来るのに30~40分かかると。どうしようかと混乱しているなかで私は、「あ、看護師さんがいた！」と気づいて電話をするのです。

でも、これは全部私の判断です。素人家族の。これ、おかしいでしょ。誰からも何も指示をされてないんですよ。在宅医療というのはこういうものなんですか。在宅医療ってかなりヤバイことをしているんだな、というのが正直な感想です。

都築事務長　でもそれは、ご家族の判断で全てをやられたわけではないですよね。連絡をいただいて、1時間ごとにこの薬を使ってくださいという先生の指示があってそれに対応していただいた。そのあとの経過をそばで見られていて連絡をいただいた。ですからそのへんを全て、ご自分の判断でと思われるのはちょっと違うと思いますね。

河田医師　やっぱり行くべきだったと思います。それは全く僕の判断ミスです。

井上トモミ　もしくは看護師さんに連絡する手もあるということを教えていただいていれば、前日の午後7時の段階で、またはそう遅くない段階で連絡は入れられたでしょう。でも「待て」と言うから待って、待って、待って。午前4時の段階でも「待て」と言われて。で、本当に呼吸がおかしいことになった6時15分～20分の段階で、先生が来るのに30～40分かかると。

河田医師　申し訳なかったと思います。

井上トモミ　もう死ぬのは分かっていたので、父の死に関してはなんとも思っていません。私の知り合いの在宅の先生も、窒息死だと思わないほうがいいと言ってくれました。素人ですから分かりませんが、見た感じは窒息死でした。自分のせいだと思うなと言われても、退院を決めたのも、先生を信じて依頼したのも私です。何も指導がない在宅医療は、とても恐ろしいものでした。

大変な中、受け入れていただいたのもわかるし、いろいろと、やっていらしたんでしょうし、少しのズレが大きなズレになるのもわかるし、死は予測が立てられないことも理解できます。

でも、それこそ大変な中で連れてきた患者に対して、この対応はまずいのではないですか。退院時、私が相談員の方に「連れて帰って大丈夫か」と訊かれたときに、「帰って3日後に亡くなっても、それはそれで受け入れます」と言いました。それは在宅医の先生も看護師さんもいて、しっかりとした状況が揃っていると思っていたからです。

私が聞きたいことは、ただひとつ、「なぜ一番つらい時に来てくれなかったのか」ということです。でも、先生が「最初の見立てミスでした」と言うのであればすべて終わってしまいます。

河田医師　申し訳なかったと思います。

井上トモミ　残念でした。

以上

父の死から52日後（2017年6月20日）A総合病院にて、主治医、ケースワーカーとの対話記録。

在宅医との面談の後、A総合病院の主治医だった諏訪医師（仮名）にも話を聞きに行きました。大きな疑問点は5つありました。

1　父の入退院時の病状とステージ
2　入院中の検査結果と病状
3　退院時の見立て。退院後の患者の体調の予想
4　入院中に、医師が父の状態を直接確認した回数
5　在宅クリニックへの申し送り（クリニックに伝えた患者の体調の予想）

父の入院中や、退院時に私が直接主治医と話をする機会がほとんどなかっ

たため、このような疑問が出てきていました。私が行けない時に見舞いにきていた妹二人に対しては、毎回「先生と会った?」と聞いていたのですが、誰からも主治医と会ったという話は出ませんでした。その時も「おかしいね」と三人で不安になっていたのです。でも「何か大きな問題があれば話があるだろう」と思ってもいました。看護師さん数名とは毎回会っていましたが、その時々の体調を聞くのみにとどまっています。

父の初診時の状況

A総合病院主治医・諏訪医師　２０１６年3月末、前医がステージ３ａの肺がんと告知。ＣＴガイド下生検で、左肺の下の部分に扁平上皮がんを認めました。肺がんの３ａ期は手術の適用はなく、本来であれば放射線治療と抗がん剤を併用するのですが、実際行われたのは、放射線治療のみという状況です。そこの段階で標準治療とは外れていることは一つ申し添えておきたいと思います。

最初にうちの病院にいらしたのが、２０１７年4月10日。その後の、私の初診時のＣＴの写真をお見せします。原発巣の部分が少し大きくなられていますが、それ以上に縦郭リンパ節が大きくなっている状況でした。

井上トモミ　ここまでは4月17日の入院時に聞きました。

諏訪医師　ステージは変わらないのですが、がんの発見時からは大きくなってらっしゃる。ここから一度外来にいらして、4月17日に調整を含めてご入院となりました。この際のレントゲンではあまり変わりはありません。

ここからは肺がんに対する積極的な治療はやっていませんが、デカドロンという肺がんの終末期に症状をやわらげるステロイドホルモンのお薬を使っています。その薬でお食事が少し召し上がれるようになり、息切れは良くなりましたが、4月28日のレントゲンでは、一回り左側の原発巣の部分が大きくなっていました。この時には、肺の他の部分や肝臓や脳などの多臓器転移はわかりません。少なくとも4月10日のCT撮影の後はわからない状況です。

うちの病院にいらした段階で、予後は1ヵ月以内と考えておりました。ご家族に正確にお話をしたかどうかは記録にはないのですが、初診の段階ではそういう状況でした。そこから症状緩和のデカドロンで持ち直されましたが、ゴールデンウィークに入られて以降は、なかなかお食事がとれなくて、呼吸不全、酸素が必要な状態でしたので、私としては、退院時には正直1週間程度の予後だと考えておりました。

それをD在宅クリニックの河田先生にどれくらい伝えていたかというと、1回目のファックスはゴールデンウィーク前にしましたが、8日に退院すると決める段階ではお話しはしていないです。もちろん、終末期で予後が限られているということはお話ししましたが、結局、小康状態でおられたので、どんどん悪くなっているとは言っていません。

2回目は、実際には退院の時にお渡ししているような紹介状ですけれども、急きょ酸素を入れて退院としていて、状況が悪いということを先方の先生にはお伝えしています。最初の段階と2回目でちょっと内容が変わっています。

ケースワーカー　私も口頭で直接、向こうの看護婦さんにはお話をして、お薬を飲むのもぎりぎりの状態ということはお伝えしております。

本人への診察の回数

諏訪医師　どれぐらい医師が患者様ご本人に会っているかという話ですけれども、これは病院で決められている1日2回の回診があります。平日に関しては通常通りですが、ゴールデンウィーク中の5日間は当番制で1日ごとに医者が変わります。その当番の医者が全員の患者さんの状態を把握して診ることとなっています。連休中は正確に毎日回診しているわけではありませんが、誰かが診ているということになります。私はそのうちの1日、当番の日に診ております。

井上トモミ　その時はやはり悪かったですか。

諏訪医師　そうですね。特に5月に入ってからは呼吸の状態がどんどん悪くなっておられました。

井上トモミ　入院中、私は入退院時の2回しか先生とお話ができていなくて。誰か他の家族と話した記憶はありますか。

諏訪医師　私は正直な話、ご長女さんと2回しかお会いしていないという記憶はないのです。1回、個室にいらしたときにお会いしていると記憶しております。

井上トモミ　最初は入院時に。そしてゴールデンウィークに入り、個室なってから1回すれ違っていて、そして退院時に1回。お会いしたのは、この3回です。入院時以外は父の病状の話はしていませんでした。だから今日初めて聞く話がいくつかあります。この4月28日の画像も初めて見ます。

がんなのだから悪くなっているだろうとは思っていますが、常に、今どういう状態なんだろうと悩んでいたのです。こんなに苦しんでいるのは何が原因なのか、肺に水が溜まっているのか？　とか。実は私は何も父の状態を把握していなくてですね、それはどうしてだろうと。私からも尋ねなかったので反省しているところなんですが。

諏訪医師　実はちょっと私も悪かったんですが、他のご家族には何回かお会いしていて……どういう順番のご兄弟だったかは記憶はないんですけれども。

井上トモミ　一人は会っていると思います。

諏訪医師　私は3回しかお目にかかっていないという認識ではなかったので、ちょっと認識の違いはあるかなとは思います。ただ、他の方にお話をして、必ずしも、ご長女さんご本人にはお話ししていなかったかもわかりません。

あとは、緩やかに悪くなっておられたので、タイミング的にはポイントポイントでお話をさせていただいたつもりでしたし、お母様がお亡くなりになられるなどいろいろありましたし、お気持ちとして、ついていかれなかったのかなというところはあると思います。

なぜ、退院前カンファが行われなかったか？

井上トモミ　あと、先日、D在宅クリニックで言われたのは、「退院中止で緩和ケア病棟も紹介されたのに、家に連れて帰って来た」ということでした。

私は、A総合病院さんから退院中止とは聞いていなくて。「この状態の患者を連れて帰って大丈夫か？」とは聞かれましたし、「ご希望があれば緩和ケア病棟も」という話はされています。

諏訪医師　はい。ご自宅に帰られるという形になっていたと記憶しております。それを、私は退院中止にした記憶は一切なくて、もちろん、状況が悪いなかでの退院ですが、ご家族面で大丈夫であれば、お家でお看取りということも、私としては止めるということは……中止と言った記憶はありません。

井上トモミ　しかし、先日のD在宅クリニックとの面談時に「退院中止と言われ、緩和ケア病棟を勧められていたのに連れて帰って来たわけですよね？」と言われたのです。

ケースワーカー　中止してもいいくらいの状態です、という言い方をクリニック側にしたと思います。

諏訪医師　あ、まあ、確かに「ご自宅に帰らなくてもいいですよと言いましたが、ご希望があったので退院しました」とは伝えました。しかし、私の方から「中止にしてください」とは言ってはいないです。

井上トモミ　わかりました。それにしても、そもそも退院前カンファレンスがなくて退院するものなんですか。

諏訪医師　退院前カンファレンスというと？

井上トモミ　えっ？　医師と看護師と家族とが、みんなで集まって。

ケースワーカー　（諏訪医師を促すように）みんなで集まって、ですよね。

井上トモミ　だから、在宅医と家族とみんなが……。

諏訪医師　（話を遮って）井上さん、ちょっと、大変ご心痛のところ申し訳ないんですけれども、私たちにはあまり時間がなかった、というのが正直なところなんですよね。おそらく巷で言われているような、いわゆる緩和ケア在宅看取りというのは、非常に余裕がある場合の話です。非常に理想的な話です。

私たちは肺がんの4期とか、3b期とかを扱っているので、基本的には1年〜2年で亡くなる方がほとんどです。そういう目で拝見しているので、たとえば抗がん剤治療中、放射線治療中でも、常にどういうふうに最期を過ごされたいか、たとえばお家で過ごされたいのか、緩和ケア病棟に入りたいのか、それともどこまで治療したいのか、最後までなのか、早めに治療を引き上げて好きなことをしたいのか、そういうことをお話しして、必要であれば、がん相談支援センターに入ってもらって、うちの呼吸器内科と緩和ケア科と併設して拝見していくというのが必要なのです。

人ひとりが死ぬというのは、大変なことなので、本来であれば1〜2週間で準備ができるということではありません。今回に関して言えば、退院前カンファレンスを開いて、という余裕は正直なかったです。

井上トモミ　時間がなかったということですね。

諏訪医師　あとは時期もあまりよくなかったです。ゴールデンウィーク中ですので、基本的にはそれで退院を延ばしたという経緯もあったと思います。

ケースワーカー　お身体の状態にゆとりがあって、たとえば何カ月も在宅で看ていて、最後は看取りを目指しますということなら、退院前カンファレンスを待って、ということはやりますが、地域の方を呼ぶ日程調整にまず2〜3日かかる、もっとかかることもあるとすると、言い方は悪いですけど、それをやってる間に帰れなくなることもあるので。確かにそういう話は通常出てもおかしくはない状態ですが、時間がなかったので帰ることを優先して、かつ、こまめに向こうの方(D在宅クリニック)とお電話でやり取りをした、という形ですね。

諏訪医師　正直、非常に悪くなっているなかでのご退院だったので、急な展開だったと思ってらっしゃるかもしれませんが、そういうなかでも、お家に帰りたかったっていうお気持ちはあったと、私としては思っています。一般的には肺がんの終末期にあって、退院前カンファレンスを開けることの方が少ないと思います。心不全とか、老衰とか、大腸がんとか、ゆっくりしたご病気だと開くことはありますが、肺がんの場合は最後の一ヵ月まではいつもどおりお元気でいらっしゃることがほとんどなので、正直な話、その時まではあまり準備をしない場合が多い。井上さんだけではなくて。まだお元気で、そこから状態が悪くなるので。もちろん開ける方もいらっしゃいますが、開かない状況で、うまいことやろうとするほうが多いのです。

溺れるように死ぬ、ということ

井上トモミ　家に帰したいということが先に立ち、本当は〝苦しませたくない〟という思いが一番だったということを、きちんと伝えるべきだったと反省しています。

諏訪医師　もちろん病院にいたほうがお薬は使えるし、点滴はしやすいですし、良いとは思うのですが、肺がんで亡くなる方で全く苦しまない、病院にいるから全然苦しまないという方は正直いらっしゃらないです。病院でも最後、苦しくてお薬も効かないで亡くなっていく方は多いです。あまり、お家に帰られたから苦しませてしまったとは思わないほうがよいです。病院にいるから眠るように亡くなるというわけではないのです。お家で、お近くでご覧になっているということが一番しんどかったと思います。24時間一緒にいるということが。

井上トモミ　わかりました。（画像を見ながら）この、白い部分が多くなっているということは、がんが大きくなっていたということですか。

諏訪医師　そうですね。がん自体が大きくなってらっしゃるということです。

井上トモミ　そうするともう、肺の機能がかなり使えないと？

諏訪医師　結局、酸素が下がって、最終的には酸素が足りないような状態になっておられて、という状況だと思います。

井上トモミ　最後、苦しんで亡くなるわけですが、よく「溺れるように死ぬ」という表現で書かれることがありますが、そういうことなんですか。吸っても……。

諏訪医師　吸っても結局酸素が取り込めないので苦しむ。がんがあること自体でも結局苦しいので。さっき娘さんがおっしゃったように、酸素が足りていたとしても、苦しいとは思います。

——ありがとうございました。

以上

第3章

それも「平穏死」、と長尾が言う理由

前略、井上トモミ様

先日はお疲れ様でした。その後、如何お過ごしでしょうか。

D在宅クリニックの主治医とのやりとり、及びA総合病院の主治医とのやりとり、拝読しました。まだまだ、在宅看取りへの理解が広まっていないのだと忸怩たる思いで読みました。その一方、僕が先日お会いしたときに、「それでもあなたのお父様は平穏死です」と申し上げた気持ちは変わっていません。

今日は、なぜ僕がそう思うのか、先日言いそびれたことも含めて、その背景について書きましょう。

長尾和宏

＊＊＊

そもそも「平穏死」とは何か？

平穏死とは文字どおり「穏やかな最期」です。石飛幸三《いしとびこうぞう》先生（特別養護老人ホーム・芦花ホーム常勤医）の造語で自然死・尊厳死と同義です。日本尊厳死協会の役員である僕ですが、安楽死との混同を避けるため、タイトルに「平穏死」と入った本を数冊書いてきました。そもそも、何が穏やかなのか。誰が平穏なのか。

もちろん本人が呼吸、食事、表情が最期まで穏やかという意味です。その結果、家族も穏やかです。どうすればそれが叶うのか。それは終末期以降、点滴をできるだけ控えて充分な緩和ケアを受けることです。その結果が穏やかな最期です。

一言で言うなら**「枯れて逝く最期」**でもいいです。終末期以降は、自然な脱水があると心不全や肺水腫になりません。その結果、痰や咳で苦しむこともありません。脱水の効用です。末期がんでもがんの痛みは脱水があった方がうんと軽いです。枯れること、ドライになることは素晴らしい自然の恵み。

人間は、いや動物は太古の昔からそんなに苦しむことなく自然に旅立っていきました。たとえば、これは、日本尊厳死協会の会員でもある小泉純一郎元首相から教えてもらったのですが、ボスライオンというのは、年を取って老いてくると、放浪の若い雄との闘いに敗れて群れを乗っ取られるそうです。深手を負ったボスはもはや狩猟もできないから、群れを離れたところでじーっとして、眼から鼻から寄生虫にたかられながら払おうともせず、死んでいくそうです。老いて食べられなくなれば、何もせずじっと絶食状態でいるほうが、痛みを感じずに逝けることを動物は本能で知っている。自分で餌を摂れなくなったら自然に死んで行く。それが本来の、人間も含めた動物の摂理なのです。

しかしこの四十年間だけ「病院の時代」となり、多くの医者は良かれと思い、最期の最期まで一日、2000㎖の点滴を行っていました。これは、医師の善意による悪事ですから、なんとも言えない話です。かつては僕もそうしていました。その結果、患者さんはベッドの上で溺れてしまい、もがき苦しみながらかつ、早死にします。

体中が浮腫《むく》み、呼吸困難や全身倦怠感や痛みなどの苦痛が増大するため鎮静を要する頻度も飛躍的に増えます。

当院にも名立たる大学の医学部から、多くの研修医が研修に来ますが、**彼らの多くが終末期医療とは、鎮静のことだと思っているのには驚くばかりです。**

僕自身がそれがおかしいと気がついたのは、医者になって十年目のことです。患者さんを苦しませていた犯人は私だった、と。

事実、開業医となってから在宅で看取った千人以上のうち、ほとんどの方の最期は驚くほど穏やかでした。もちろん、お話ししたように、何例かは苦しませてしまった患者さんはいます。それでも病院で見た光景とは全く違うものでした。これは嘘ではありません。

これほど大切な「平穏死」という概念ですが、いくら懸命に啓発に努めても肝腎の大きな病院の医療スタッフはまだほとんど知らないことが残念です。

当院に勉強に来てくれる研修医全員に聞きますが、知っていた研修医はまだいません。医学部で習わないからです。医学教育では「死」はいまだにタブーのままです。「平穏死」という言葉は知っていても、実感として知っている病院スタッフはまだまだ少ないようです。ホスピス病棟のスタッフですら「平穏死」を知らないところがあります。そのホスピスでは、良かれと思い最期の最期まで一日2000㎖の点滴を行っていました。

平穏死という概念は病態を問いません。終末期において普遍的な概念。がん、認知症、老衰、心不全、肝硬変、どんな病態でも共通です。枯れる最期こそが、もっとも苦痛が少ない最期なのです。

病院時代、私自身の無知で不要に苦しめた患者さんには本当に申し訳ないことをしたと在宅医になってから思うようになりました。だから今は、懺悔の気持ちで平穏死や在宅医療の本を書いたり、講演をしています。

しかし、懺悔の気持ちで僕が行っていることが、具体的には僕の書いた本によって、トモミさんが苦しんでいるのだと知り、僕の胸中はあの日からずっと晴れませんでした。

あなたは何度も、「お父さんを苦しませた。医師の言うことを聞いて緩和ケア病棟に入れさせれば良かった。最期、在宅医が来なかったときに、救急車を呼ぶべきだった」と嘆いておられましたね。

しかし僕は、それでもなお、在宅で看取れて良かったのですよ、とあなたに言いたい。一つには、お父様が入院中に、自宅に帰りたいと懇願されていたわけですから、あなたはまず、本人の願いを叶えてあげたのです。死ぬゆく親の意思よりも、自分の意思を優先させようとする娘さんや息子さんがなんと多いことか。それだけでもあなたは、最後の親孝行をしたのです。

お父様が自らが望んだ自宅で過ごされたのはたった四日間でしたが、それでも、大きな意味があったと僕は思います。最期に過剰な点滴がなく、それなりに「枯れて」いたであろうからです。亡くなった時に、管が無かったはずです。河田医師の緩和ケアの技術は、あなたのお話からすると、確かにイマイチだったかもしれない。しかし、ひどく苦しんだのは最期の数時間だけです。

お父様の明け方の苦しみ方は、僕がいつも言う〈死の壁〉だったのではないか、と思います。まだ生命力がしっかり残っていたからこそ、〈死の壁〉も険しかったのではないか。

この、〈死の壁〉という現象はなんでしょうか。

開業以来、千人を超える在宅患者さんの最期を診てきて、一つのことに気がつきました。

それは亡くなる半日前くらいに、それまですごく穏やかだった人が悶えだすことです。「暑い、暑い」と言って寝巻を脱ぎ、体の置きどころが無いように「悶える」。痛いのでも苦しいのでもありません。身の置き所が無いのです。私はそんな現象を〈死の壁〉と勝手に名づけて、ご家族には事前に対処法を含めて説明するようにしています。

私には、「生」から「死」へと、次元が変わる前に生体が必死で生きようとする姿に見えます。赤ちゃんが生まれる時に、母親には陣痛があります。母親が「もうあかん」でも、「はあはあ、頑張って」と陣痛に耐えていると赤ちゃんが出てきて、陣痛は治まります。

死ぬことは、生まれることとどこか似ていて、陣痛のような一つの壁があるように感じます。〈死の壁〉は全員にあるわけではありません。若い人、がんの人に多く見られます。しかし、百歳の老衰の人でも見られることがあります。

しかし、「悶える」姿を見たご家族のなかには、驚いて咄嗟に119番をする人もいます。

在宅医でさえも、看取りに慣れていないと、うろたえて思わず「救急車だ！」となることがあるくらいです。私は〈死の壁〉を、あらかじめ、ご家族に台風に喩えて説明することもあります。

暴風雨で雨戸がガタガタ揺れて「どうなるんだろう……」と思っても、数時間待っていたら、台風は通り過ぎます。〈死の壁〉が何日も続けば本人も家族も参ります。しかし多くの場合、あっても数時間程度、短い人では一時間くらいで通りすぎる嵐のようなものです。

私のクリニックの場合は、医師や訪問看護師が事前にご家族に、看取りの前に〈死の壁〉が起こり得ること、そしてその対処法を説明しています。具体的には安定剤や睡眠薬の経口投与や座薬を前もってベッドサイドに用意していつでも使えるように備えています。末期がんで、すでに医療用麻薬を使用している場合は、頓服用の医療用麻薬を経口剤と座薬の両方の剤形で用意して、使い方を説明しています。

しかしそんな話も、対処法も充分に医師から聞かぬまま自宅で最期を看取ることになったご家族は、「一体、何が起きたの?」「そんなの聞いていない!」となってしまいます。

〈死の壁〉への対処法を、あなたは医師や訪問看護師から教えてもらえなかった。しかし、たとえば緩和ケア病棟に入れたり、あの時に慌てて救急車を呼んだことで、今、あなたが満足していたかといえば、僕にはそうは思えないのです。何よりもお父様は、他人が介入していない場所で（病院では看護師さんにも気を遣って頑張ってしまう人だともお話ししていましたよね）、最愛の娘であるあなたと、旦那さんが見守るなかで旅立たれた。つまり孤独死ではなかった。

少し脱線しますが、都市部では在宅死の半数は警察が介入する死、つまり「検視」です。医者ではなく警察が死亡確認しているのが実態です。さらに、そのうち何割かは「孤独死」と呼ばれるものです。**平穏死と孤独死は紙一重です。どちらもよく枯れています。しかし前者は医師が看取り、後者は警察が現場検証します。**トモミさんのお話を聞きながら、お父様が後者でなくて良かった、と思いました。それはあなたが、独居だったお父さんの最期を引き受けると決意したから、避けられたのです。

また、慌てて救急搬送を依頼した結果、警察の事情聴取、現場検証となる例が後を絶ちません。自宅で大切な時間を過ごし最期を見届けたことには、大きな意味があると思います。そこに至るまでの全闘病過程を含めて、大変なご苦労だったでしょうが、良い親孝行をされたと思います。あなたは気がついていないかもしれません。認めないかもしれません。

しかしお父さまは「平穏死」された、と私は思います。ただし〈死の壁〉への対応が充分にできなかったことが悔やまれるのは、私も同じです。

トモミさんが、お父様の死後も経過を振り返り、丁寧に検証する態度は本当に尊いと思います。図らずも僕の本を読んだことがご縁で在宅医療、そして在宅看取りを選択されたわけですから、もちろん僕にも責任の一端はあります。

だからこそ、あなたとのやりとりをまとめて、さらに具体的な解説を僕が書き込んだものを出版させてもらえないだろうか。それが僕の、（あなたからすれば、在宅医療の美談ばかりを喧伝してきた）町医者の、責任の取り方だと考えたのです。

ここまで在宅医療と看取りの現実をまとめた本は、今までにないはずだし、何よりもドキュメンタリーであることが尊い。この出版で、私は一つの責任を取る。同時にあなたは、このつらい経験を活字にすることで、これから親を看取ろうとする、あなたと同じように愛あふれる娘たちを間接的に助けることになるのではないでしょうか。


あなたのお話を聞いてから、正しい在宅医選びとは何なのかを、ずっと考えています。あなたから出版の承諾を頂けたなら、その本の最後に、以下のような、〈正しい在宅医選び10ヵ条〉を掲載してみたいのですが、どう思いますか。

どうぞ、お元気で。

長尾和宏〈正しい在宅医選び10ヵ条〉

1 私が監修をした、『さいごまで自宅で診てくれるいいお医者さん』（週刊朝日ムック）を精読しよう。厚生労働省のデータを独自入手し、看取り実績のある全国の診療所を紹介しています。

2 右の本を参照して、看取りの実績が多い医師を選ぼう。

3 ただし地縁も大切。家から近いほどいい。

4 24時間対応の内容や、医師数を具体的に聞いておこう。

5 しかし、患者数が多い＝質がいいとは限らない。量と質は別であることも理解しよう。

6 まずは家族だけで外来を受診し、在宅医と話をして相性を確認しよう。

7 看取った後も、グリーフケアをやっているか聞いてみよう。

8 ケアマネさんや訪問看護師さんに、気になる在宅医の評判を聞いてみよう。

9 可能なら、在宅看取りを経験した家族から実際の話を聞いてみよう。

10 病院が提供する在宅医療があることも、知っておこう。

長尾和宏様

拝復、お手紙拝見いたしました。

その節は、大変お世話になりありがとうございました。つい、いろいろと感情的になり、失礼なことも言ってしまったと反省していたところで、このようなお手紙を頂き、驚いております。このやりとりが、どのように本になるのか。

そして、長尾先生がこのような本を出版されることで、関係者から火の粉が降りかかることはないのでしょうか。心配しております。

緩和ケア医とは、物理的な痛みを取るだけの人ではないのでしょうね。長尾先生は、家族の心のケアをすることも緩和ケア医の仕事だとおっしゃっていましたが大変な仕事だと思います。私が未だに、父の死の痛みから回復できないのは、父の身体的な痛みを取ってもらえなかったことはもちろん、医師の言葉の冷たさに、傷つけられたからだと思うのです。そして、私の自責の念は、未だに緩和されずにおります。長尾先生との対話で一歩前に進めたようには思いますが、それでも苦しい日々です。突然涙する日々です。

この本が出ることが、世のため人のためになる、などと大それたことは、一介の患者家族である私には言えません。願わくば、河田医師をはじめ、一人でも多くの在宅医の方々が手に取ってくれる本になればいいと思います。

ところで先生、お手紙にあった〈正しい在宅医選び 10カ条〉ですが、その一、にあります『さいごまで自宅で診てくれるいいお医者さん』、さっそく本屋さんに駆け込み、買わせていただきました。大変勉強になりました。

ただ一点、気になることが。本書の中にある、長尾先生が監修されたという、実績のある在宅診療所リストの中に、実は、D在宅クリニックが掲載されていました。だからどうしてほしい、というわけではありませんが、まずはお知らせまで。

冬場のお看取りは大変だと思います。どうかご自愛ください。

2017年11月　井上トモミ

あとがき　在宅医療の理想と現実

書店に行けば、在宅医療を賛美するような一般書がたくさん並んでいる。私もそんな意図はないが、振り返ってみると無意識のうちに美談ばかり書いてきたような気もする。しかし**「現実は本の通りにいかないやないか。どうしてくれる！」**というお叱りの手紙やメールを全国の読者からときどき届く。

井上トモミさんからの怒りは、その象徴的なものだ。

ベストセラーになった私の本『平穏死 10の条件』の出版から、気がつけば五年が過ぎた。確かに在宅医療へ寄せる国民の関心は五年前と比べ、格段に高くなったことを肌で感じる。この五年で何が変わったのかということを総括する意味でも、在宅医療の負の側面を、正面から扱わなくてはという気になった。

考えてみれば、そんな一般書は本邦初である。

もはや美談だけで在宅医療を語る時代ではないと考える。

私は常に五百人の在宅患者さんを担当し、年間百人の看取りを行っている尼崎の町医者である。もちろん、がんの中で最多の肺がんの患者さんも、普通に最期まで自宅で診てきた。だから、井上さんの話を聞いて、驚いた。緩和ケアの大家も、在宅のベテラン医も、口を揃えて「肺がんの在宅は難しい。ホスピスへ」と促したと言う。つまり、本書に登場する医師の中で、誰も在宅看取りを信用していないのだ。そう、私以外は……。

現在、全国に開業医は約十万人いると言われている。その内、なんらかの形で在宅医療に関わっているのは三〜四割、さらに末期がん患者さんの看取り実績があるのはその内の二〜三割といったところであろう。

国が謳うほど、在宅医療が広がっていない理由として私は以下の三つを挙げたい。

① 介護家族が仕事や家事で忙しい
② 夜間や急変時の対応に不安がある
③ 開業医も24時間対応がつらい

そしてもう一つ挙げるなら、「在宅医の技量」であろうが、そもそもそんな偉そうなことを言える自信が私には到底ないので、とりあえずペンディングにしておこうと思う。

町の平均的な開業医が提供する在宅医療には、ある一定の限界があると考える。在宅医数も訪問看護師数も伸び悩んでいてマンパワー的に上限があるからだ。長期的には地域密着型の中小病院が提供する在宅医療（在宅療養支援病院）であろう。私はこれに大いに期待している。マンパワーが圧倒的に違う、若いスタッフが多い、当直制があるので夜間対応に慣れている、などがその理由だ。

多死社会が進むなか、在宅医選びに際してまず三つの選択肢がある。一般的な開業医、在宅専門クリニック、そして中小病院だ。この三つでは、かなり診療形態が違う。都市部で増えている在宅専門クリニックには、いくつかの課題がある。医師会との関係性、ビジネス志向（高齢者施設などからキックバックを貰っているなど）が強過ぎる、診療報酬改定によって方針が大きく変わる、臨床経験が乏しい医師も参入している、などだ。

24時間365日対応が、開業医には大きな負担になっているなか、在宅療養支援病院の看板を掲げる〈200床未満〉の中小病院には大きな可能性を感じている。これまで、病院は治す医療を掲げてきた。しかし今は、**治し支える医療も掲げる地域密着型病院が増えている。多くが地域包括ケア病棟や介護医療院（2019年4月から施行）や、介護施設やデイサービスやショートステイなどを併設しており、多様な療養形態のなかから選択する時代である。**

一方、本書のタイトルである『痛い在宅医』にある「痛い」に込めた想いはいくつかある。「患者の体と心の痛みを軽減できない、つまり緩和ケアの技術が未熟」という意味に加えて、「自分が未熟であることを自覚していないことが、第三者から見て痛々しい」などである。

〈エンドオブライフ・ケア協会〉などで「心のケア」も勉強している在宅医がどれくらいいるのかはわからないが、井上さんの手紙にもあったように、人の「痛み」にどれだけ寄り添うことができるのか。寄り添えない「痛い在宅医」を生まないようにするために、我々ができることは何なのか。

だから本書は、多くの医療者に読んでほしいと切に願う。

さて、本書で描かれている「物語」は作り話でもなんでもなく、まったくのドキュメンタリーである。私以外の医療者は、すべて仮名とさせていただいたが。世に数多ある、家族のお別れの物語のなかの、「たった一つの物語」に過ぎないが、そのなかに、現代の在宅医療制度が抱える課題の本質がすべて包含されていることに気がついた。末期がんの在宅医療のすべてがこの本にある。

決して、登場人物を糾弾するために書いたわけではない。

私だってまだまだ未熟だ。だから対話の中で述べたように「これが普通、平均的な在宅医」であると評価した上で**「在宅医療の傾向と対策」**を指南する本に仕上がっている。在宅医療で最も大切な評価は、本人・家族がほんとうに満足・納得しているか？　である。その視点からは、この物語は完全な失敗例であろう。悪い条件が重なり過ぎた事例かもしれない。

しかしその後に、こうして多くの問題提起を井上さんがしてくれたという観点からは、（もし本書が多くの人の目に触れて、議論されるのであれば）、成功例に昇華する可能性はある。

この「たった一つの物語」に対して、**誰が良いか悪いか、愚かか利口かという評論ではなく、何が在宅医療の本質なのか**を皆さんと一緒に考える材料になれば嬉しい。

井上さんは、私との対話の中でこう言っている。

「もっと根本的なことも考えてしまうわけです。なんで、家に帰りたかったのか？　なんでって言うと変なんだけど、本人も家族も、そこをもっと深く考えたほうが良かったのかもしれない、と」

本書から、本人と家族の想いと、そして病院の主治医と在宅医が考えていることに大きく隔たりがあることを感じてほしい。

いつも、**「患者と医者の間には深くて暗い川がある」**と言ってきた私。冷淡な言い方かもしれないが、患者と医者は永遠に交わることがないと思う。どんなに感謝、尊敬しあっても夫婦が永遠に一つになれないように。そんな一種の諦観が自分のなかに漂っている。

しかし、「永遠の平行線」で充分ではないか。それこそが信頼関係ではないのか。

本書に描かれた、お父様の死後の、井上さんと在宅医、病院主治医とのそれぞれの対話によって、まったく違う方向を向いていた二本の線が少しずつではあるが、同じ方向を向き始めているのではないかとも思う。

本書はいろいろな読み方ができるだろう。当然、評価も様々であろう。立場によっては誰かに感情移入してもいい。患者、家族には、今後の在宅医の選択におおいに参考にして欲しい。必ずこのような選択に迫られる時が来るので、第3章で私が書いた、〈在宅医選び10ヵ条〉をどこかに貼っておいてほしい。

また、在宅医療や緩和医療を生業《なりわい》とするプロのスタッフは、この本をきっかけに、「多くの課題があるが、その本質は何か?」を大いに議論してほしい。できれば患者さん当人も入って議論しないと、いつまで経っても三人称の議論で終わってしまう。そうではなくて、柳田邦夫氏が言われるように**「二・五人称の視点」**を作るための教材になれば嬉しい(一人称は患者本人、二人称は家族など身近な人、三人称は医療者。すなわち、家族に寄り添うような温かさと、専門家としての知識と能力を兼ね備えるべき、ということ)。

ただ、本書を読んで「病院で死ぬのは嫌だけど、この本を読んだら在医医療も怖くなってきた」という人が増えないだろうかと少し危惧している。

しかし、在宅主治医を決めずに自宅で最期を迎えたい、という選択をすると、すなわちそれは孤独死になってしまうのだ。特に、男性はそうなりがちだ。孤独死するのは七割が男性である。だから、本書と同時発売される『男の孤独死』も併せて読んで頂ければ幸いだ。

最後になりましたが、図らずも貴重な機会を与えてくれた井上トモミ様に感謝申し上げます。

あなたのお父様への深い愛情が、本書が世に出る原動力になりました。そして本書が広く読まれることが、お父様の供養になるのかなあ、と考えています。

２０１７年　師走　　　　長尾和宏

著者プロフィール

長尾和宏（ながお・かずひろ）

医学博士。医療法人社団裕和会理事長。長尾クリニック院長。一般社団法人 日本尊厳死協会副理事長・関西支部長。日本慢性期医療協会理事。日本ホスピス在宅ケア研究会理事。全国在宅療養支援診療所連絡会理事。一般社団法人 エンドオブライフ・ケア協会理事。

一般社団法人 抗認知症薬の適量処方を実現する会代表理事。関西国際大学客員教授。

２０１２年、『「平穏死」10の条件』がベストセラーに。近著に、『男の孤独死』『痛くない死に方』『薬のやめどき』『抗がん剤 10 の「やめどき」』『親の「老い」を受け入れる』（すべて小社）、『病気の９割は歩くだけで治る！』『歩き方で人生が変わる』（山と渓谷社）など。

まぐまぐ！有料メルマガ＜痛くない死に方＞も話題。

登録はこちらから　→ http://www.mag2.com/m/0001679615.html

痛い在宅医

2017 年 12 月 26 日　初版第一刷発行
2020 年 1 月 24 日　初版第三刷発行

著者　長尾和宏

カバーデザイン　ＨＩＲＯ
本文デザイン　アーティザンカンパニー
編集　小宮亜里
編集協力　村山聡美

発行者　田中幹男
発行所　株式会社ブックマン社
〒 101-0065　千代田区西神田 3-3-5
TEL 03-3237-7777　FAX 03-5226-9599
http://bookman.co.jp

ISBN 978-4-89308-894-9

印刷・製本：図書印刷株式会社